米国予防接種諮問委員会（ACIP）勧告 2020年版

「インフルエンザの予防と対策」

Recommendations of the Advisory Committee on
Immunization Practices (ACIP), 2020

米国疾病管理センター（CDC）

監修：廣田良夫

編集：入江　伸／福島若葉／大藤さとこ／伊藤一弥

日本公衆衛生協会

この訳本は、令和2年度厚生労働行政推進調査事業費補助金新興・再興感染症及び予防接種政策推進研究事業「ワクチンの有効性・安全性と効果的適用に関する疫学研究（研究代表者：廣田良夫・医療法人相生会臨床疫学研究センター長）」における成果の一部である。

刊行にあたって

　厚生労働科学研究として「ワクチン疫学」に取り組む研究班が発足したのは2002年のことです。以降、インフルエンザワクチンを中心に、いろいろなワクチンの有効性、安全性、免疫原性などに関する研究結果を積み上げてきました。2020年からは、「ワクチンの有効性・安全性と効果的適用に関する疫学研究」班として、新たに3年間研究をつづけることとなりましたが、これは3年一期の第7期目に当たります。この間、2005年より、米国予防接種諮問委員会（ACIP）の勧告「インフルエンザの予防と対策」を、研究班有志で毎年翻訳し出版することにより、多くの読者にインフルエンザワクチンとワクチン全般に関する情報を提供してきました。

　第3期目（2008-10年度）には、新型インフルエンザのパンデミックが2009年に起こりました。そして現在、第7期目（2020-22年度）には、新型コロナウイルス感染症（COVID-19）のパンデミックが猛威を振るっています。2つのパンデミックで対策の中心になるのはワクチン接種であることに疑いの余地はありません。そして、インフルエンザワクチンについて蓄積された、有効性や安全性データ、ハイリスク者への接種などについての考え方は、新型コロナウイルス（SARS-CoV-2）ワクチンの接種にも共通したものです。

　わが国でも2月中旬からSARS-CoV-2ワクチンの接種が始まりました。今後の接種キャンペーンが国民の理解のもとに円滑に達成されることを願ってやみません。

2021年3月

厚生労働行政推進調査事業費補助金
新興・再興感染症及び予防接種政策推進研究事業
「ワクチンの有効性・安全性と効果的適用に関する疫学研究」
研究代表者　廣田　良夫

2020年版　米国予防接種諮問委員会（ACIP）勧告
「インフルエンザの予防と対策」

Prevention and Control of Seasonal Influenza with Vaccines

目　　次

インフルエンザの予防と対策

Prevention and Control of Seasonal Influenza with Vaccines

2020年版　米国予防接種諮問委員会（ACIP）勧告
「インフルエンザの予防と対策」

Prevention and Control of Seasonal Influenza with Vaccines:

Recommendations of the Advisory Committee on Immunization Practices
（ACIP）, 2020/21

Lisa A. Grohskopf, MD[1];

Elif Alyanak, MPH[1,2];

Karen R. Broder, MD[3];

Lenee H. Blanton, MPH[1];

Alicia M. Fry, MD[1];

Daniel B. Jernigan, MD[1];

Robert L. Atmar, MD[4]

[1] Influenza Division, National Center for Immunization and Respiratory Diseases, CDC;

[2] Battelle Memorial Institute, Atlanta, Georgia;

[3] Immunization Safety Office, National Center for Emerging and Zoonotic Infectious Diseases, CDC;

[4] Baylor College of Medicine, Houston, Texas

[1] CDC、国立予防接種・呼吸器疾患センター、インフルエンザ部
[2] バテル記念研究所、ジョージア州アトランタ
[3] CDC、国立新興・人獣共通感染症センター、予防接種安全対策局
[4] ベイラー医科大学、テキサス州ヒューストン

著者連絡先：

Lisa Grohskopf, Influenza Division, National Center for Immunization and Respiratory Diseases, CDC.
Telephone: 404-639-2552; E-mail: Lgrohskopf@cdc.gov
Lisa Grohskopf、CDC、国立予防接種・呼吸器疾患センター、インフルエンザ部
電話：404-639-2552；Eメール：Lgrohskopf@cdc.gov

要　旨

　本レポートは、2019年版米国予防接種諮問委員会（ACIP）勧告「インフルエンザの予防と対策」（MMWR Recomm Rep 2019;68[No. RR-3]）を更新するものである。ワクチン接種の禁忌に該当しない、月齢6ヵ月以上のすべての人に対して、毎年のインフルエンザワクチン接種を勧告する。ワクチンは、接種を受ける者の年齢に合った承認済みのものを使用しなければならない。2020/21シーズンには、不活化インフルエンザワクチン（IIV）、遺伝子組み換えインフルエンザワクチン（RIV4）、および弱毒生インフルエンザワクチン（LAIV4）が入手可能になる。ほとんどのワクチンは4価製剤であるが、MF59アジュバント添加IIVは4価製剤と3価製剤の両方が入手可能になる見込みである。

　本レポートに述べる勧告の更新情報は、2019年10月23日、2020年2月26日および2020年6月24日に開催されたACIPの公開会議での議論を反映している。本レポートの主な更新情報は以下の2項目である。

- 米国の2020/21シーズン用インフルエンザワクチンでは、A（H1N1）pdm09株、A（H3N2）株、およびB/ビクトリア系統株が変更される。

- 最近新たに承認された2つのインフルエンザワクチンであるFluzone High-Dose QuadrivalentおよびFluad Quadrivalentについて述べている。いずれも適応年齢は65歳以上である。

- その他の変更点として、インフルエンザワクチン接種の禁忌と慎重投与に関する考察とそれらをまとめた表、抗インフルエンザウイルス薬使用時のLAIV4の接種に関する考察、および卵アレルギーの人が細胞培養IIV4（ccIIV4）またはRIV4の接種を受ける際の勧告を更新している。

2020/21インフルエンザシーズンは、SARS-CoV-2（新型コロナウイルス感染症［COVID-19］の原因ウイルス）の継続流行または再流行と重なることになるだろう。月齢6ヵ月以上の人にインフルエンザワクチンを接種してインフルエンザの発症を抑えることは、COVID-19と混同されうる症状の低減につながる。インフルエンザワクチンの接種により、インフルエンザを予防し、重症化を抑制し、外来受診、入院および集中治療室への入室を減少させることで、米国の医療システムへの負担も軽減できる。パンデミック中におけるワクチン接種計画の指針はhttps://www.cdc.gov/vaccines/pandemic-guidance/index.htmlに掲載されている。

本レポートは、2020/21シーズンに米国で季節性インフルエンザの予防と対策を実施するため、ワクチンの使用に関する勧告を行うことに焦点を当てている。これらの勧告の要約および追加情報を含む最新の背景文書（Background Document）は、https://www.cdc.gov/vaccines/hcp/acip-recs/vacc-specific/flu.htmlで閲覧することができる。

本勧告は、米国食品医薬品局（FDA）が承認した適応の範囲内で使用される米国の承認済みインフルエンザワクチンに適用される。更新情報やその他の関連情報はCDCのインフルエンザウェブサイト（https://www.cdc.gov/flu）から閲覧可能である。予防接種実施者や保健医療従事者は、このサイトを定期的に確認して追加情報を得るべきである。

はじめに

米国では通常、インフルエンザは晩秋から早春にかけて毎年流行する。インフルエンザウイルスに感染して発症した人の大部分は重篤な合併症や後遺症を生じることなく回復する。しかし、特に高齢者、乳幼児、妊婦、および年齢にかかわらず特定の慢性疾患をもつ人は、インフルエンザによって重篤な疾病を発症し、入院や死亡に至ることもある[1-7]。インフルエンザは欠勤や欠席の重要な原因の一つでもある[8-10]。CDCおよびCDCの予防接種諮問委員会（ACIP）は、2010年以降、接種が禁忌でない月齢6ヵ月以上のすべての人に、インフルエンザワクチンを毎年接種するよう勧告している[11]。

インフルエンザワクチンの有効性は、接種を受ける人の年齢や健康状態、投与されるワクチンの種類、流行するインフルエンザウイルスの型・亜型（A型）や系統（B型）、流行ウイルスとワクチンに含まれるウイルスの抗原性の類似性などによっ
て異なる[12]。しかし、ワクチン接種はインフルエンザとインフルエンザによる合併症を予防する手段として重要である。米国における2010/11から2015/16までの6シーズン中に、インフルエンザワクチン接種は シーズンあたり推定で160万〜670万件の罹患、79万〜310万件の外来受診、3万9000〜8万7000件の入院、および3,000〜1万人の呼吸器および循環器疾患に起因する死亡を防いでいる[13]。最近、流行が大きかった2017/18シーズンには、全米で広範囲かつ大きなインフルエンザ流行が異常に長く続き、外来受診と入院は近年のシーズンと比較して高率であった。このシーズン、ワクチン有効率は全インフルエンザに対して38%（A（H1N1）pdm09ウイルスに対して62%、A（H3N2）ウイルスに対して22%、B型ウイルスに対して50%）であったにもかかわらず、ワクチン接種によって710万件の罹患、370万件の受診、10万9000件の入院、および8,000人の死亡を防ぐことができたと推定されて

Box. 本レポートで取り上げているワクチンの略称

- 主なインフルエンザワクチンの種類は以下の通りである：
  - IIV＝不活化インフルエンザワクチン
  - RIV＝遺伝子組み換えインフルエンザワクチン
  - LAIV＝弱毒生インフルエンザワクチン
- アルファベットの略語に続く数字は当該ワクチン内に含まれるインフルエンザウイルスのヘマグルチニン抗原の数を示す：
  - 4価ワクチンは4：A（H1N1）型 1株、A（H3N2）型 1株、B型ウイルス 2株（各系統から1株ずつ）
  - 3価ワクチンは3：A（H1N1）型 1株、A（H3N2）型 1株、B型ウイルス 1株（1系統から）
- 特定の不活化ワクチンの種類を指し示す必要がある場合は接頭語を使用する。
  - アジュバント添加不活化インフルエンザワクチンにはa（aIIV3およびaIIV4）
  - 細胞培養不活化インフルエンザワクチンにはcc（ccIIV4）
  - 高用量不活化インフルエンザワクチンにはHD（HD-IIV4）
  - 標準用量不活化インフルエンザワクチンにはSD（SD-IIV4）

いる[14]。

2019年の終わり頃に、重篤な呼吸器疾患を引き起こす新型コロナウイルス（SARS-CoV-2）が出現した[15]。2020年3月には世界保健機関（WHO）が新型コロナウイルス感染症（COVID-19）のパンデミック（世界的な汎流行）を宣言した[16]。COVID-19でよくみられる徴候や症状（発熱、咳、呼吸困難）[17]はインフルエンザでも起こりうる。2020年8月現在、SARS-CoV-2は依然として米国と世界中で流行し、重篤な疾患を引き起こしている。2020/21インフルエンザシーズン中にSARS-CoV-2がどの程度流行するかは不明である。しかし、来たる秋冬にSARS-CoV-2の継続流行または再流行とインフルエンザウイルスの流行が重なったとしても、月齢6ヵ月以上の人へのインフルエンザワクチン接種によってインフルエンザの発症を抑えることで、COVID-19と混同されうる症状も低減することができる。インフルエンザワクチンの接種によって、インフルエンザを予防し、重症化を抑制し、外来受診、入院および集中治療室への入室を減少させることで、米国の医療システムの負担も軽減できる。パンデミック中のワクチン接種計画の指針はhttps://www.cdc.gov/vaccines/pandemic-guidance/index.htmlに掲載されている。

本レポートは、2019/20シーズンのACIP勧告[18]を更新して、予防接種実施者に対し、2020/21シーズンの米国におけるインフルエンザワクチンの使用に関する勧告および指針を提供するものである。インフルエンザワクチン製剤には多くの種類がある（表1）。インフルエンザワクチンの使用に関する禁忌および慎重投与を一覧にまとめた（表2）。本レポートでは各種ワクチンの表示に略語を使用している（Box参照）。

本レポートは、米国においてインフルエンザの予防と対策を実施するため、季節性インフルエンザワクチンの使用に関する勧告と指針に焦点を当てている。これらの勧告の要約、ならびに、インフルエンザとインフルエンザ関連疾患およびインフルエンザワクチンについての追加情報を含む背景文書は、https://www.cdc.gov/vaccines/hcp/acip-recs/vacc-specific/flu.html で閲覧することができる。

表1. インフルエンザワクチン－米国、2020/21シーズン*

商品名（メーカー）	形態	適応年齢	ワクチンウイルス毎のHA（IIVおよびRIV4）またはウイルス量（LAIV4）（1回接種量あたり）	投与法	水銀（チメロサール由来）µg/0.5 mL
IIV4 標準用量－鶏卵培養法[†]					
Afluria Quadrivalent (Seqirus)	0.25 mL充てん済みシリンジ[§]	6～35ヵ月	7.5 µg/0.25 mL	IM[¶]	–
	0.5 mL充てん済みシリンジ	≧3歳	15 µg/0.5 mL		–
	5.0 mL複数回用バイアル[§]	≧6ヵ月（針／シリンジを使用）18～64歳（ジェット式注射器を使用可）			24.5
Fluarix Quadrivalent (GlaxoSmithKline)	0.5 mL充てん済みシリンジ	≧6ヵ月	15 µg/0.5 mL	IM[¶]	–
FluLaval Quadrivalent (GlaxoSmithKline)	0.5 mL充てん済みシリンジ	≧6ヵ月	15 µg/0.5 mL	IM[¶]	–
Fluzone Quadrivalent (Sanofi Pasteur)					
	0.5 mL充てん済みシリンジ[**]	≧6ヵ月	15 µg/0.5 mL	IM[¶]	–
	0.5 mL単回用バイアル	≧6ヵ月			–
	5.0 mL複数回用バイアル	≧6ヵ月			25

表1. （続き）インフルエンザワクチン－米国、2020/21シーズン*

商品名 （メーカー）	形態	適応年齢	ワクチンウイルス毎のHA （IIVおよびRIV4）または ウイルス量（LAIV4） （1回接種量あたり）	投与法	水銀（チメロ サール由来） µg/0.5 mL
標準用量−細胞培養法（ccIIV4）					
Flucelvax Quadrivalent (Seqirus)	0.5 mL充てん済みシ リンジ	≧4歳	15 µg/0.5 mL	IM¶	–
	5.0 mL複数回用バイ アル	≧4歳			25
高用量−鶏卵培養法†（HD-IIV4）					
Fluzone High-Dose Quadrivalent (Sanofi Pasteur)	0.7 mL充てん済みシ リンジ	≧65歳	60 µg/0.7 mL	IM¶	–
標準用量−鶏卵培養法†、MF59アジュバント添加（aIIV4）					
Fluad Quadrivalent (Seqirus)	0.5 mL充てん済みシ リンジ	≧65歳	15 µg/0.5 mL	IM¶	–
IIV3 **標準用量−鶏卵培養法†、MF59アジュバント添加（aIIV3）**					
Fluad (Seqirus)	0.5 mL充てん済みシ リンジ	≧65歳	15 µg/0.5 mL	IM¶	–
RIV4 **遺伝子組み換えHA**					
Flublok Quadrivalent (Sanofi Pasteur)	0.5 mL充てん済みシ リンジ	≧18歳	45 µg/0.5 mL	IM¶	–
LAIV4 **鶏卵培養法†**					
FluMist Quadrivalent (AstraZeneca)	0.2 mL単回用充てん 済み鼻腔内スプレー	2～49歳	$10^{6.5-7.5}$蛍光フォーカス形 成単位/0.2 mL	NAS	–

略語：ACIP＝米国予防接種諮問委員会；FDA＝米国食品医薬品局；HA＝ヘマグルチニン；IIV3＝3価不活化インフルエンザワクチン；IIV4＝4価不活化インフルエンザワクチン；IM＝筋肉内；LAIV4＝4価弱毒生インフルエンザワクチン；NAS＝鼻腔内；RIV4＝4価遺伝子組み換えインフルエンザワクチン。

* 予防接種実施者は、米国食品医薬品局（FDA）が承認した2020/21シーズン用インフルエンザワクチンの適応、禁忌、警告、慎重投与（およびそれ以外についても）などの処方情報について、最も完全かつ最新の情報を確認すること。米国で承認されているワクチンの添付文書は、https://www.fda.gov/vaccines-blood-biologics/approved-products/vaccines-licensed-use-united-statesから入手できる。個別製品の入手可能性、特徴および形態は、本表および本レポートの本文の記載内容から変更されることや、異なることがある。

† 卵に対する重度のアレルギー反応（アナフィラキシーなど）の既往は、ほとんどのIIVおよびLAIV4の使用禁忌として表示されている。ただし、ACIPは、卵アレルギーの既往を有する人でも、それぞれの年齢および健康状態に適した承認済みの推奨インフルエンザワクチンの接種を受けてよいと勧告している。蕁麻疹以外の症状（例：血管浮腫や腫脹、呼吸困難、めまい、反復性嘔吐）も含めて卵への反応を起こしたことがあると報告する人、またはエピネフリン投与やその他の救急医療処置を必要としたことがある人にccIIV4またはRIV4以外のワクチンを使用する場合は、入院または外来診療の体制下で（病院、クリニック、保健施設および医院などが含まれるが、これらに限らない）、重度のアレルギー反応を評価し対処できる保健医療従事者の監督のもとに接種する。

§ Afluria Quadrivalentの1回接種量は、月齢6～35ヵ月の小児で0.25 mL、3歳以上の人で0.5 mLである。

¶ 筋肉内に投与するインフルエンザワクチンは、針とシリンジのみにより接種すべきである。例外はAfluria Quadrivalentの複数回用バイアル製剤で、18～64歳の人であればPharmaJet Stratisジェット式注射器を用いて接種してもよい。成人および年長小児に対するインフルエンザワクチンの筋肉内投与で推奨される接種部位は三角筋である。乳児および若年小児に推奨される接種部位は大腿前外側である。筋肉内投与の部位の選択や針の長さに関するその他の指針は、ACIPのGeneral Best Practice Guidelines for Immunization（予防接種の一般かつ最良の診療ガイドライン）（https://www.cdc.gov/vaccines/hcp/acip-recs/general-recs/downloads/general-recs.pdf）から入手できる。

** 現在 Fluzone Quadrivalentは、月齢6～35ヵ月に対する1回あたり接種量が0.25 mLまたは0.5 mLで承認されているが、2020/21シーズンは0.25 mLの充てん済みシリンジは販売されない見込みである。この月齢層の小児にFluzone Quadrivalentの充てん済みシリンジを使用する場合、その1回接種量は0.5 mLとなる。

表2. インフルエンザワクチン使用の禁忌と慎重投与－米国、2020/21シーズン*

ワクチンの種類	禁忌	慎重投与
IIV3およびIIV4	当該ワクチンに含まれる成分に対する重度のアレルギー反応の既往†、または（ワクチンの種類を問わず）インフルエンザワクチン接種後に重度のアレルギー反応を呈した既往を有する者	発熱の有無にかかわらず、中等度から重度の急性疾患に罹患している者
		インフルエンザワクチン接種後6週以内にギランバレー症候群を発症した既往を有する者
RIV4	当該ワクチンに含まれる成分に対する重度のアレルギー反応を呈した既往を有する者	発熱の有無にかかわらず、中等度から重度の急性疾患に罹患している者
		インフルエンザワクチン接種後6週以内にギランバレー症候群を発症した既往を有する者
LAIV4	当該ワクチンに含まれる成分に対する重度のアレルギー反応の既往†、または（ワクチンの種類を問わず）インフルエンザワクチン接種後に重度のアレルギー反応を呈した既往を有する者§	発熱の有無にかかわらず、中等度から重度の急性疾患に罹患している者
		インフルエンザワクチン接種後6週以内にギランバレー症候群を発症した既往を有する者
	小児および青少年で、アスピリンまたはサリチル酸塩含有製剤の投与を受けている者§	5歳以上で、喘息を有する者
	2〜4歳の小児で、喘息の診断を受けたことがある者、あるいは、両親または当該小児を世話する者が「過去12ヵ月間にその小児に喘鳴または喘息があることを保健医療従事者から指摘されたことがある」と報告した場合、もしくはその小児の診療録に過去12ヵ月間の喘鳴発症が記載されている場合	野生型インフルエンザウイルスに感染すると合併症を起こしやすいと考えられる、その他の基礎疾患を有する者（慢性呼吸器疾患、心血管疾患［高血圧単独の場合を除く］、腎疾患、肝疾患、神経疾患、血液疾患、代謝性疾患［糖尿病を含む］など）
	何らかの原因で免疫抑制状態にある小児および成人。投薬、先天性または後天性免疫不全状態、HIV感染、解剖学的無脾症、（鎌状赤血球貧血等による）機能的無脾症に起因する免疫抑制を含むがこれらに限らない	
	防護環境を要する重度の免疫抑制状態にある患者との濃厚接触者や当該患者を世話する者	
	妊婦	
	CSFと中咽頭、鼻咽頭、鼻もしくは耳との間の活動性の交通、またはその他の頭蓋内CSF漏出症を有する者	
	人工内耳を植え込んでいる者¶	
	抗インフルエンザウイルス薬の投与については、オセルタミビルとザナミビルは過去48時間以内、ペラミビルは過去5日以内、バロキサビルは過去17日以内に投与された者**	

略語：ACIP＝米国予防接種諮問委員会；ccIIV4＝4価細胞培養不活化インフルエンザワクチン；CSF＝脳脊髄液；FDA＝米国食品医薬品局；IIV3＝3価不活化インフルエンザワクチン；IIV4＝4価不活化インフルエンザワクチン；LAIV4＝4価弱毒生インフルエンザワクチン；RIV4＝4価遺伝子組み換えインフルエンザワクチン。

表2. （続き）インフルエンザワクチン使用の禁忌と慎重投与－米国、2020/21シーズン*

* 予防接種実施者は、米国食品医薬品局（FDA）が承認した2020/21シーズン用インフルエンザワクチンの適応、禁忌、警告、慎重投与（およびそれ以外についても）などの処方情報について、最も完全かつ最新の情報を確認すること。米国で承認されているワクチンの添付文書は、https://www.fda.gov/vaccines-blood-biologics/approved-products/vaccines-licensed-use-united-statesから入手できる。

† 卵に対する重度のアレルギー反応（アナフィラキシーなど）の既往は、ほとんどのIIVおよびLAIVの使用禁忌として表示されている。ただし、ACIPは、卵アレルギーの既往を有する人でも、それぞれの年齢および健康状態に適した承認済みの推奨インフルエンザワクチンの接種を受けてよいと勧告している。蕁麻疹以外の症状（例：血管浮腫や腫脹、呼吸困難、めまい、反復性嘔吐）も含めて卵への反応を起こしたことがあると報告する人、または、エピネフリン投与やその他の救急医療処置を必要としたことがある人にccIIV4またはRIV4以外のワクチンを使用する場合は、入院または外来診療の体制下で（病院、クリニック、保健施設および医院などが含まれるが、これらに限らない）、重度のアレルギー反応を評価し対処できる保健医療従事者の監督のもとに接種する。

§ 添付文書に表示されている禁忌。

¶ 人工内耳を植え込んでいる者では、植込み後しばらくはCSF漏出が起こる可能性があるため、年齢に合った注射用ワクチン製剤が推奨される。年齢に合った不活化または遺伝子組み換えワクチンを使用できない場合、予防接種実施者は、持続的CSF漏出のリスクについて専門医への相談を検討することが望ましい。

** 抗インフルエンザウイルス薬使用との関連からみたLAIV4接種の研究は無いが、LAIV4活性への干渉は生物学的に起こり得るため、LAIV4の添付文書にはこの可能性が明記されている。抗インフルエンザウイルス薬の使用からLAIV4接種まで少なくともどのくらいの期間を空けることが適切かを示すデータが存在しないので、提示されている期間は各抗ウイルス薬の半減期に基づくものである。薬剤のクリアランスを遅延させる病態（腎機能障害など）がある場合は、抗インフルエンザウイルス薬の使用からLAIV4接種までの間で薬剤の干渉が起こりうる期間はさらに延びる可能性がある。LAIV4接種から2週間以内に抗インフルエンザウイルス薬の使用を開始する場合も、LAIV4に干渉する可能性がある。LAIV4接種前の指定された期間内または接種後2週間以内に抗ウイルス薬を使用した人には、年齢に合ったIIVまたはRIV4を再接種すべきである。

方　法

　ACIPは毎年、米国におけるインフルエンザの予防と対策のために、インフルエンザワクチンの使用に関する勧告を行っている。ACIPのインフルエンザ作業部会は、1年を通じて月に1〜2回、テレビ会議を開催している。作業部会のメンバーには、ACIPの議決権を有する複数の委員やACIP関連機関の代表者およびコンサルタントが含まれる。インフルエンザに関連する事項として、サーベイランス、ワクチンの有効性や安全性、接種率、接種プログラムの実行可能性、費用効果、ワクチンの供給などを検討している。また、専門家を招聘して説明を依頼し、刊行・未刊行データについて考察している。

　本レポートを補完する背景文書（Background Document）の更新は、過去のシーズンの勧告に関連する最新文献の追加、およびインフルエンザワクチンの使用指針に関する軽微な変更を反映して定期的に行われる（後者については、ワクチンの接種時期やその他の接種計画に関する指針の変更、特定の集団における用法・用量に関する指針の変更、すでにワクチン接種が勧告されている特定の集団のためのワクチン選択に関する指針の変更、および米国食品医薬品局（FDA）が承認した適応および処方情報に従った用法を反映した変更など）。背景文書に含まれるこのようなトピックに関する要約は系統的にレビューされたものではない。それらは、主にインフルエンザおよびインフルエンザワクチンに関する英語論文の広範囲な検索を通して確認された最新論文を含めて、近年の文献の概要を示すことを意図したものである。一般に、系統的レビューおよびGrading of Recommendations, Assessment, Development and Evaluation（GRADE）[19]によるエビデンスの評価を実施するのは、新たな勧告を行う場合、あるいは勧告の大幅な変更を行う場合（インフルエンザワクチン接種に関する勧告を、以前は接種対象でなかった新たな集団に拡大する場合、あるいは、特定のワクチンの優先使用を勧告する可能性がある場合など）である。

　本レポートに述べる勧告の主な更新および変更は、以下の2点である：1）米国における2020/21シーズン用インフルエンザワクチンのウイルス株の組成、2）2019/20シーズンのインフルエンザワクチンに関するACIP勧告の刊行後、新たに承認された2つのインフルエンザワクチンを含む、最近の規制措置[18]。これらの変更点に関連する情報は次のとおりである。

1. 北半球用インフルエンザワクチンの組成についてはWHOが勧告を行うが、そのための会議は、通常、毎年2月に開催される。そこではサーベイランスデータが審議され、候補ウイルス株が検討される。2020/21シーズンの北半球用ワクチンウイルス株の選定に関する会議は2020年2月28日に開催され、会議要旨はWHOのウェブサイト（https://www.who.int/influenza/vaccines/virus/recommendations/2020-21_north/en）から入手できる。その後、米国内のワクチンに対して規制権限を持つFDAは、「ワクチンおよび関連生物学的製剤に関する諮問委員会」（VRBPAC；Vaccines and Related Biological Products Advisory Committee）を招集する。この委員会は、WHOの勧告を考慮しながら同様のデータを審査検討し、米国内で承認販売されるインフルエンザワクチンのウイルス株組成について最終決定を下す。米国の2020/21シーズン用インフルエンザワクチンの組成を検討したVRBPAC会議は2020年3月4日に開催され、会議の要旨はFDAのウェブサイト（https://www.fda.gov/advisory-committees/advisory-committee-calendar/vaccines-and-related-biological-

products-advisory-committee-march-4-2020-meeting-announcement）から入手できる。

2. 新たに承認されたインフルエンザワクチンや、既に承認済みのワクチンの適応変更について、ACIPはFDAが行った承認時の安全性、免疫原性、および有効性データの審査に基づいて勧告している。本レポートで述べている新たなワクチンに関する規制情報は、Fluzone High-Dose Quadrivalent（HD-IIV4）については https://www.fda.gov/vaccines-blood-biologics/vaccines/fluzone-quadrivalentから、Fluad Quadrivalent（aIIV4）については https://www.fda.gov/vaccines-blood-biologics/fluad-quadrivalentから入手できる。

勧告の主な変更点と更新点

ワクチン接種の禁忌に該当しない月齢6ヵ月以上のすべての人に対し、インフルエンザワクチンを毎年接種するよう引き続き勧告する。推奨され、かつ適応となる承認済みワクチン製剤が複数入手可能である場合、特定の製剤を優先するような勧告は行わない。本勧告に示す最新の情報は、以下のとおりである。

1. 米国の2020/21シーズン用インフルエンザワクチンの組成では、A（H1N1）pdm09株、A（H3N2）株、およびB/ビクトリア系統株が変更されている。この変更は3価ワクチンと4価ワクチンの両方で行われる。4価ワクチンにはこれらのウイルス株に加えて、B/山形系統由来のB型インフルエンザウイルス成分が含まれるが、これは2019/20シーズン用4価インフルエンザワクチンに含まれていたものと同じである。米国の2020/21シーズン用鶏卵培養インフルエンザワクチン（すなわちccIIV4およびRIV4以外のワクチン）には、A/Guangdong-Maonan/SWL1536/2019（H1N1）pdm09類似株、A/Hong Kong/2671/2019（H3N2）類似株、B/Washington/02/2019（ビクトリア系統）類似株、および（鶏卵培養4価ワクチンには）B/Phuket/3073/2013（山形系統）類似株に由来するヘマグルチニン（HA）が含まれる。米国の細胞培養不活化インフルエンザワクチン（ccIIV4）および遺伝子組み換えインフルエンザワクチン（RIV4）には、A/Hawaii/70/2019（H1N1）pdm09類似株、A/Hong Kong/45/2019（H3N2）類似株、B/Washington/02/2019（ビクトリア系統）類似株、およびB/Phuket/3073/2013（山形系統）類似株に由来するHAが含まれる。

2. 新たに承認された2つのインフルエンザワクチンについて以下に述べる：
   ○ 2019年11月、FDAはFluzone High-Dose Quadrivalent（HD-IIV4）を承認した。Fluzone High-Dose Quadrivalentは65歳以上の人への使用が承認されている。2020/21シーズンには、これまで入手可能であった3価製剤のFluzone High-Dose（HD-IIV3）の代わりにFluzone High-Dose Quadrivalentが供給される見込みである。Fluzone High-Dose Quadrivalentの接種量（0.7 mL）は3価Fluzone High-Dose（0.5 mL）よりも若干多い。Fluzone High-Dose Quadrivalentは、Fluzone High-Doseと同様に、1回接種量中に含まれる各ワクチン株のHAが、標準用量不活化インフルエンザワクチンの4倍である（標準用量IIVが各ワクチン株のHAを15 μgずつ含有するのに対して60 μgずつ含有）。
   ○ 2020年2月、FDAはFluad Quadrivalent（aIIV4）を承認した。Fluad Quadrivalentは65歳以上の人への使用が承認されている。2020/21シーズンには、Fluad Quadrivalentと、先に承認されていた3価製剤のFluad（aIIV3）の両方が入手可能になる見込みである。Fluad Quadrivalentは、Fluadと同様にMF59アジュバントを含有する。

その他の変更点は以下のとおりである。

- 「LAIV4の禁忌と慎重投与」の項および表2に、解剖学的および機能的無脾症；脳脊髄液（CSF）と中咽頭、鼻咽頭、鼻もしくは耳との間の活動性の交通、またはその他の頭蓋内CSF漏出症；および人工内耳植込みについて、追加した。
- 「抗インフルエンザウイルス薬の使用」の項に、新たな抗インフルエンザウイルス薬使用時のLAIV4接種を追記して更新した。
- 「卵アレルギーの既往がある人」に関する勧告の中で、卵に対する重度のアレルギー反応の既往がある人に対する追加的措置（ワクチン接種は、重度のアレルギー反応を評価し対処できる

保健医療従事者の監督のもとに医療環境内で実施すること）は、ccIIV4またはRIV4以外のワクチンを使用する場合のみ必要であることを述べている。

2020/21シーズンにおける インフルエンザワクチンの使用に関する勧告

ワクチン接種の勧告対象グループ

　ワクチン接種の禁忌に該当しない、月齢6ヵ月以上のすべての人に対して、毎年のインフルエンザワクチン接種を勧告する。ワクチンの接種時期、特定の集団について考慮すべき点、各ワクチン製剤の用法、および禁忌と慎重投与に関する勧告を、以下の各項に要約する。

インフルエンザワクチンの接種時期

　インフルエンザシーズンの開始時期の予測が難しいことと、ワクチンによって誘導された免疫がシーズン中に減弱することへの懸念とのバランスを考慮して、インフルエンザワクチンの接種は10月末までに実施するよう勧告する。2回接種が必要な月齢6ヵ月〜8歳の小児（「月齢6ヵ月から8歳の小児」参照）では、2回目の接種（1回目接種から4週間以降に実施しなければならない）を10月末までに実施できるよう、ワクチンが入手可能になればできる限り早く1回目の接種を実施すべきである。当該シーズンの接種が1回でよい人の場合、早期にワクチンを接種（すなわち、7月や8月に接種）すると、特に高齢者ではシーズン終了前に免疫が低下する可能性がある。地域の予防接種計画は、ワクチンによる防御効果がシーズンを通じて持続する可能性を最大限に高める一方で、ワクチン接種の機会を逃したり、接種がインフルエンザの流行開始後になったりしないように配慮しなければならない。地域でインフルエンザの流行が始まる前に最適なワクチン接種率を達成できるように対策を構築すべきである。ワクチン接種は、インフルエンザが流行している限り、また有効期限内のワクチンを入手できる限り、継続すべきである。接種の機会を逃すことがないよう、予防接種実施機関は定期の受診時や入院中にワクチン接種を勧めるべきである。すでに所定の回数のワクチン接種を完了している人に対し、シーズン後期に再接種（すなわち、ブースター接種）を行うことは勧告していない。

　2020/21インフルエンザシーズン中にSARS-CoV-2（COVID-19を引き起こす新型コロナウイルス）がどの程度流行するかは不明である。しかし、来たる2020/21シーズンにはSARS-CoV-2とインフルエンザウイルスの両方が米国内で流行すると予想される。インフルエンザワクチンの接種計画においては、SARS-CoV-2の流行拡大を遅らせるための在宅指示やソーシャルディスタンス対策に応じて、適宜、接種活動の期間を調整したり延長したりする必要が生じるかもしれない。このような状況から、住民に接種するための時間を十分に確保できるように、また未接種者が出ることを避けるために、接種の開始を早める（すなわち、7月や8月など、ワクチンが入手可能になり次第できる限り早期に接種を開始する）ことを検討する必要が生じるかもしれない。可能であれば、そのような検討に際し、特に65歳以上の人については、インフルエンザワクチンによる予防効果が減弱する可能性とのバランスをとるべきである。新型コロナウイルス感染症に関するその他の情報はCDCのウェブサイト（https://www.cdc.gov/coronavirus/2019-nCoV/index.html）から入手できる。パンデミック中のワクチン接種計画のガイダンスはhttps://www.cdc.gov/vaccines/pandemic-guidance/index.htmlから入手できる。

　ワクチン接種は、その地域でインフルエンザの

流行が始まる前に実施するのが理想である。しかし、インフルエンザ流行の開始、ピーク、および終息の時期は変動するため、シーズンごとに理想的な接種開始時期を予測することは不可能である。さらに、複数の流行が同一年に、同一地域で起こることもある。米国では、季節性インフルエンザの流行開始を示す限局的な集団発生が、早ければ10月に起こることがある。しかし、1982/83から2017/18までの36シーズンについてみると、インフルエンザ流行のピーク（インフルエンザ流行期の中間点に近いことが多い）は、27シーズン（75%）で1月以降に、21シーズン（58%）で2月以降に生じている[20]。このうち15シーズン（42%）の流行ピークは2月であった[20]。

複数の観察研究[21-29]と1つの無作為化比較試験の事後解析[30]において、同一シーズン中では接種後経過時間が長くなるほどワクチン有効率（VE）が減衰することを報告している。ただし、このような効果減衰は、すべての年齢層、ウイルスの亜型、あるいはシーズンで一貫して認められるわけではない。防御効果の減衰が観察された一因として、偏り、測定されていない交絡因子、またはワクチン株と抗原性の合致度が低い変異株がシーズン後期に出現することが考えられる。効果減衰の程度は、インフルエンザA（H1N1）型またはインフルエンザB型ウイルスに対してよりも、インフルエンザA（H3N2）型に対しての方が大きいことを示唆する研究もある[26,28]。年齢層によっても異なるようであり、高齢者[21,23]と乳幼児[23]では効果の低下がより顕著であることを示す研究がある。さらに、ワクチン有効率が低下する速度にもばらつきを認めている。米国インフルエンザワクチン有効性（U.S. Flu VE）ネットワークによる複数シーズン（2011/12から2014/15シーズンまで）の分析では、ワクチン有効率が、A（H3N2）型およびB型インフルエンザに対しては月に約7%ずつ、A（H1N1）pdm09型インフルエンザに対しては月に6%〜11%ずつ低下していた[25]。しかし、ワクチン有効率は、接種後少なくとも5〜6ヵ月間はゼロを上回っていた。2つ目の複数シーズン分析として、2010/11から2013/14シーズンの解析によると、ワクチン接種後0日から180日までの期間の推定有効率は54%〜67%の範囲であったが、ワクチン接種後181日から365日までの期間の推定有効率は統計

学的に有意ではなかった[24]。ヨーロッパで実施された3つ目の複数シーズン分析（2010/11から2014/15シーズンまで）では、A（H3N2）型ウイルスに対するワクチン有効率は接種後111日目に0%まで低下した。一方、B型ウイルスに対するワクチン有効率の低下はより緩やかであり、A（H1N1）pdm09型ウイルスに対するワクチン有効率はシーズン全体を通じて50%〜55%でほぼ安定していた[28]。

インフルエンザワクチン接種後の免疫とその減衰速度に関するデータにはばらつきがあり、また毎年のインフルエンザ流行時期が予測不能であることから、接種に最適な時期を決めることは困難である。また、予防接種計画上の問題も考慮する必要がある。ワクチン接種の時期を遅らせると、インフルエンザシーズン後半の免疫を高く維持できるかもしれない。しかし、接種時期を遅らせることによってワクチン接種の機会を逃したり、対象集団に対するワクチン接種をより限られた期間内で実施することが難しくなるかもしれない。これらの因子が65歳以上の人に及ぼす影響については、ワクチンの接種時期、インフルエンザシーズンの開始時期、免疫の減衰率、およびワクチンの有効性など、さまざまなシナリオを考慮したシミュレーション数理モデルで評価されている[31]。その結果によると、インフルエンザシーズンの開始が過去の平均的な時期に起きるとの仮定に基づいて、65歳以上の人でワクチン接種を8月か9月に受けていた人が10月まで接種を延期することにより、このうち11%を上回る人がワクチン接種を受けられないという場合において、入院件数が増加した。しかし、これらの予測は、インフルエンザシーズンの開始時期や免疫の減衰率およびワクチンの有効性をどのように仮定するかによって、大きく異なった。

インフルエンザワクチンの接種はインフルエンザシーズン全体を通じて継続すべきである。流行期間の長さは毎年異なるし、地域によっては2〜3月まで流行が起こらないこともあるからである。予防接種実施機関は通常どおりにインフルエンザワクチン接種を提供すべきであり、地域でインフルエンザ流行が始まってからも、全シーズンを通じて組織的なワクチン接種キャンペーンを継続すべきである。ワクチン接種は10月末までに行うことが望ましいが、12月以降で、たとえインフルエ

ンザ流行が始まってからの接種となっても、大半のインフルエンザシーズンにおいては有益であろう。予防接種実施者は、シーズン中すでにインフルエンザに罹患したワクチン未接種者に対しても、ワクチンを接種すべきである。なぜなら、接種によって、他の型の流行ウイルスによるインフルエンザを予防できる可能性があるからである。

特定の集団および状況における使用指針

重篤なインフルエンザ関連合併症のハイリスク者

　禁忌に該当しない月齢6ヵ月以上のすべての人は、インフルエンザワクチンの接種を毎年受けるべきである。なかでも、インフルエンザを予防するためにワクチン接種が特に重要なのは、インフルエンザによる重篤な合併症のリスクが高い人、あるいはインフルエンザ関連で外来、救急外来、病院を受診するリスクが高い人である。ワクチンの供給が十分でない場合は、重篤なインフルエンザ関連合併症のハイリスク者であり、接種の禁忌に該当しない、以下に示す人に優先的に接種すべきである（順序は優先順位を示すものではない）。

- 月齢6〜59ヵ月の小児
- 50歳以上の者
- 慢性の呼吸器疾患（喘息を含む）、心血管疾患（高血圧単独の場合を除く）、腎疾患、肝疾患、神経疾患、血液疾患、代謝性疾患（糖尿病を含む）を有する成人および小児
- 何らかの原因で免疫抑制状態にある者（薬物治療やヒト免疫不全ウイルス［HIV］感染に起因する免疫抑制状態を含むが、これに限定しない）
- 妊娠中にインフルエンザシーズンを迎える妊婦、またはインフルエンザシーズン中に妊娠を予定する女性
- 小児および青少年（月齢6ヵ月〜18歳）で、アスピリンまたはサリチル酸塩含有製剤の投与を受けており、インフルエンザウイルス感染後にライ症候群を発症するリスクがある者
- 高齢者施設や長期療養施設の入所者
- アメリカンインディアン／アラスカ先住民
- 重度の肥満者（成人の場合BMIが40以上）

　IIVまたはRIV4は、（接種を受ける者の年齢に適したものであれば）すべてのハイリスク集団に使用することができる。LAIV4は、上記の人のうち一部を含め、接種を推奨できない場合がある。LAIV4使用の禁忌と慎重投与に留意する必要がある（表2）。

インフルエンザ関連合併症のハイリスク者との同居家族またはハイリスク者を世話する人

　禁忌に該当しない月齢6ヵ月以上のすべての人はインフルエンザワクチンの接種を毎年受けるべきであるが、重篤なインフルエンザ関連合併症のハイリスク者に加え、それらのハイリスク者と同居する人、あるいは彼らを世話する人への接種も重視すべきである。ワクチンの供給が十分でない場合は、インフルエンザ関連合併症のハイリスク者に加え、以下に示すようなインフルエンザ関連合併症のハイリスク者と同居する人、あるいは彼らを世話する人へのワクチン接種も重視すべきである：

- ヘルスケアの現場で働く保健医療従事者で、有給・無給を問わず、患者または感染源に接触する可能性がある者。これらの人には、医師、看護師、看護助手、診療看護師、フィジシャン・アシスタント、療法士、技師、救急医療従事者、歯科医療従事者、薬剤師、検査技師、剖検従事者、学生および研修生、契約職員、および患者の世話に直接関与しないが感染源に曝露される可能性がある人（例：事務職員、栄養士、清掃員、洗濯担当者、警備員、施設整備員、管理担当者、会計担当者、ボランティア）が含まれる

（ただし、これらに限定しない）。保健医療従事者に対する予防接種については、ACIPの指針がすでに刊行されている[32]

- 月齢59ヵ月以下（すなわち5歳未満）の小児や50歳以上の成人と同居する家族（月齢6ヵ月以上の小児を含む）、および彼らを世話する者、特に月齢6ヵ月未満の小児と接触する者

- インフルエンザによる重篤な合併症のハイリスク者と同居する家族（月齢6ヵ月以上の小児を含む）、および彼らを世話する者

保健医療従事者、および上記のグループに属する人（防護環境を要する重度の免疫抑制状態にある人を除く）と接触する者は、禁忌でない限り、いずれのインフルエンザワクチンを使用してもよい。防護環境を要する重度の免疫抑制状態にある人を世話する者には、IIVまたはRIV4を使用すべきである。ACIPとHICPAC（Healthcare Infection Control Practices Advisory Committee、保健医療感染制御実践諮問委員会）は、LAIVの接種を受けた保健医療従事者は、接種後7日間、防護環境を要する重度の免疫抑制状態にある患者のケアを控えるべきことを以前に勧告している。併せて、LAIVの接種を受けた病院訪問者は、接種後7日間、防護環境を要する重度の免疫抑制状態にある患者との接触を控えるべきことも勧告している[33]。ただし、そのような人でも、免疫抑制状態があまり重度でない患者の世話や訪問については制限する必要はない。

SARS-CoV-2感染症（COVID-19）に罹患した人へのインフルエンザワクチン接種

SARS-CoV-2は新型のコロナウイルスであるため、COVID-19患者へのインフルエンザワクチン接種に関する臨床経験は限られている。COVID-19が疑われる、あるいは検査で確定した急性期患者については、臨床医は当該患者が急性期を脱するまでインフルエンザワクチン接種の延期を考慮してよい。接種を延期する場合は、急性期を過ぎて回復したらインフルエンザワクチン接種のために再来院するよう、患者に伝えるべきである。

月齢6ヵ月〜8歳の小児

月齢6〜35ヵ月の小児への1回接種量

月齢6〜35ヵ月の小児には、この月齢層に対して承認されている次の4つのIIV4のいずれを接種してもよい。適切な1回接種量は製剤によって異なる（表3）。月齢6〜35ヵ月の小児への1回接種量は以下の通りである：

- Afluria Quadrivalent 0.25 mL（各ワクチン株のHAを7.5 µgずつ含有）
- Fluarix Quadrivalent 0.5 mL（各ワクチン株のHAを15 µgずつ含有）
- FluLaval Quadrivalent 0.5 mL（各ワクチン株のHAを15 µgずつ含有）
- Fluzone Quadrivalent 0.25 mL（各ワクチン株のHAを7.5 µgずつ含有）または0.5 mL（各ワクチン株のHAを15 µgずつ含有）

また、健康な2歳以上の小児には、0.2 mLのLAIV4を（左右の鼻孔に0.1 mLずつ）鼻腔内接種してよい（「LAIV4の禁忌と慎重投与」参照；表2）。LAIV4の2歳未満の小児への接種は承認されていない。

年齢に適したワクチンを適切な1回接種量で投与するよう注意しなければならない。IIV4については、充填済みシリンジ（メーカーから供給された時点で適正量を含有している）、単回用バイアル、または複数回用バイアルから必要量を接種することとなる。Fluzone Quadrivalentは月齢6〜35ヵ月の小児に対して承認されており、1回接種量は0.25 mLまたは0.5 mLである。しかし、2020/21シーズンは0.25 mLの充てん済みシリンジは販売されない見込みである。この月齢層の小児にFluzone Quadrivalentの充てん済みシリンジを使用する場合、1回接種量は0.5 mLとなる。接種ごとに抜き取った量やバイアル内の残量にかかわらず、単回用0.5 mLバイアルは1回接種分、複数回用バイアルは10回接種分のみに使用すべきである。その最大接種回数分の使用後にバイアル内に残ったワクチンは廃棄しなければならない。

月齢6ヵ月〜8歳の小児への接種回数

月齢6ヵ月〜8歳の小児がワクチン接種を初めて

表3. 月齢6〜35ヵ月の小児に対して承認されている不活化インフルエンザワクチンの接種量*− 米国、2020/21シーズン

商品名（メーカー）	月齢6〜35ヵ月の小児に対する1回接種量 （各ワクチン株のHA量[μg]）
Afluria Quadrivalent (Seqirus)	0.25 mL (7.5 μg)
Fluarix Quadrivalent (GlaxoSmithKline)	0.5 mL (15 μg)
FluLaval Quadrivalent (GlaxoSmithKline)	0.5 mL (15 μg)
Fluzone Quadrivalent (Sanofi Pasteur)	0.25 mL (7.5 μg) または 0.5 mL (15 μg)[†]

略語：**HA**＝ヘマグルチニン

* 月齢36ヵ月以上（3歳以上）の人に対する不活化インフルエンザワクチンの1回接種量は0.5 mLである。ただし、65歳以上の人に対して承認されているFluzone High-Dose Quadrivalent（HD-IIV4）は例外で、1回接種量は0.7 mLである。

[†] Fluzone Quadrivalentは、現在、この月齢層に対して承認されており、1回接種量は0.25 mLまたは0.5 mLである。しかし、2020/21シーズンは0.25 mLの充てん済みシリンジは販売されない見込みである。この月齢層の小児にFluzone Quadrivalentの充てん済みシリンジを使用する場合、1回接種量は0.5 mLとなる。接種ごとに抜き取った量やバイアル内の残量にかかわらず、0.5 mLバイアルから使用できるのは1回分のみであり、複数回用バイアルから使用できるのは10回分のみであることに注意を要する。最大接種回数分の使用後にバイアル内に残ったワクチンは廃棄しなければならない。

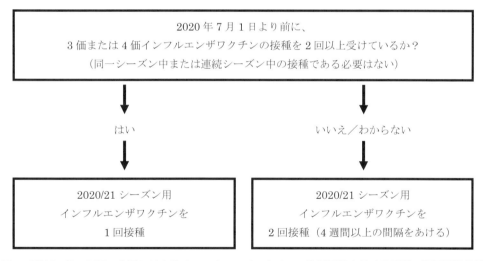

図. 月齢6ヵ月〜8歳*の小児に対するインフルエンザワクチンの接種回数を決める手順−米国予防接種諮問委員会、2020/21シーズン

* 2回のワクチン接種が必要な8歳の小児が、1回目の接種と2回目の接種の間に9歳になる場合でも、2回の接種を行うべきである。

受けるシーズンには、十分な予防効果を得るため、少なくとも4週間の間隔をあけて2回の接種が必要である[(34-37)]。必要な接種回数は、1）2020/21シーズンの初回接種時点での小児の年齢、および2）前シーズンまでのインフルエンザワクチンの接種回数に基づいて決定する：

● 月齢6ヵ月から8歳までの小児については、2020/21シーズンに必要なインフルエンザワクチンの接種回数は次のように決定する（図）：
  − 2020年7月1日より前に3価または4価のインフルエンザワクチンを4週間以上の間隔をあけて合計2回以上接種している場合、2020/

21シーズンに必要な接種回数は1回のみである。2020年7月1日より前の2回の接種は、同一シーズンや連続シーズンの接種である必要はない。

- 2020年7月1日より前に3価または4価のインフルエンザワクチンを4週間以上の間隔をあけて合計2回以上接種したことがない場合、または過去のインフルエンザワクチン接種歴が不明である場合、2020/21シーズンには2回の接種が必要である。2回のワクチンの接種間隔は4週間以上でなければならない。1回目の接種と2回目の接種の間に小児が9歳になる場合でも、2回の接種が推奨される。

● 成人および9歳以上の小児については、2020/21シーズンに必要なインフルエンザワクチン接種は1回のみである。

妊婦

妊婦、特に妊娠第2および第三三半期の妊婦と産褥婦は、インフルエンザに罹患すると重篤な疾患や合併症を起こすリスクが高い。ACIPおよび米国産婦人科学会は、現在妊娠中、あるいはインフルエンザシーズン中に妊娠するか産後を迎える可能性のあるすべての女性は、インフルエンザワクチンの接種を受けるよう勧告している[38,39]。本勧告が推奨し、かつ年齢に合った承認済みIIVまたはRIV4であれば、いずれを使用してもよい。LAIV4は妊娠中に使用するべきではない。インフルエンザワクチンは、妊娠中のどの時期であっても、インフルエンザシーズン前でもシーズン中でも接種可能である。

妊娠中のIIVの使用経験は多いが、妊娠第1三半期【訳者注：妊娠初期の3か月間】のインフルエンザワクチン接種に着目したデータは比較的少ない（補足背景文書の「インフルエンザワクチンの安全性：妊婦および新生児」参照）。多くの研究がインフルエンザワクチンの接種と自然流産を含む有害な妊娠転帰の間に関連を認めていない[40-50]。ワクチン安全性データリンク（VSD；Vaccine Safety Datalink）を用いて2010/11および2011/12シーズンに実施された観察研究によると、前シーズンにA（H1N1）pdm09株を含むワクチンを接種したことがある者では、A（H1N1）pdm09株を含むIIVの接種と接種後28日以内の自然流産リスクの間に関連を認めた[51]。しかし、ある大規模なVSD追跡研究では、前シーズンのワクチン接種にかかわらず、IIVは2012/13、2013/14、および2014/15シーズンにおいて自然流産のリスク上昇と関連していなかった[52]。

最近新たに承認されたIIV製剤（4価ワクチン、細胞培養ワクチンなど）は、以前から入手可能であった製剤に比べて妊娠中の使用経験がかなり少ない。また、RIV（2013/14〜2017/18シーズンはRIV3として、2017/18シーズン以降はRIV4として入手可能）に関するデータは、臨床試験参加中に偶発的に妊娠した事例の報告、ワクチン有害事象報告システム（Vaccine Adverse Event Reporting System [VAERS]）の報告、および妊娠レジストリー研究の報告に限られている。一部の製剤については、妊娠レジストリー研究およびサーベイランス研究の報告がある。それらの情報は添付文書に記載されており、3価ワクチンについてはhttps://www.fda.gov/vaccines-blood-biologics/vaccines/influenza-virus-vaccine-trivalent-types-and-b、4価ワクチンについてはhttps://www.fda.gov/vaccines-blood-biologics/approved-products/influenza-virus-vaccine-quadrivalent-types-and-types-bから入手できる。

高齢者

高齢者ではインフルエンザが重篤化し、入院、および死亡につながりやすいため、この集団におけるインフルエンザワクチンのefficacy【訳者注：試験環境有効性、即ち無作為化比較対照試験で得られた有効性】やeffectiveness【訳者注：現場環境有効性、即ち観察研究で得られた有効性】は活発に研究されている（背景文書の「インフルエンザワクチンの免疫原性、EfficacyおよびEffectiveness：高齢者におけるHD-IIV3、aIIV3、およびRIV4」を参照）。高齢者において検査確定インフルエンザに対するワクチンのefficacy/effectivenessを調べた最近の比較研究は、その焦点をFluzone High-Dose（HD-IIV3）[53-55]、Flublok Quadrivalent（RIV4）[56]およびFluad（aIIV3）[57]においている（背景文書の表を参照）。これらの研究は、3つのワクチンをそれぞれ標準用量のアジュバント無添加IIV（SD-

IIV3）と比較して評価している。これまでのところ、この点に関して最も広く研究されているのはHD-IIV3であり、高齢者ではSD-IIV3よりもefficacy/effectivenessが優れていることを示すエビデンスが蓄積されている。2020/21シーズンには、新たに承認された4価製剤の高用量（HD-IIV4）およびアジュバント添加（aIIV4）インフルエンザワクチンが入手可能になる見込みである。検査確定インフルエンザを結果指標として、これらの新たな4価製剤を標準用量のアジュバント無添加IIV4と比較したデータはまだ得られていない。また、高齢者において、HD-IIV、aIIV、およびRIV4の検査確定インフルエンザに対するefficacy/effectivenessを、ワクチン間で互いに比較したデータは限られているため、このうちどれを高齢者に使用すべきかを勧告することはできない。安全性の比較研究において、HD-IIV3およびaIIV3を接種した高齢者では、アジュバント無添加SD-IIV3を接種した高齢者より、いくつかの注射部位および全身性の副反応を多く認めている[58,59]。

Fluzone High-Dose（HD-IIV3）の検査確定インフルエンザに対する有効性を標準用量のFluzone（SD-IIV3）と比較するため、65歳以上の高齢者31,989人を対象に2シーズン（2011/12および2012/13）にわたって行われた無作為化試験においては、事前に定めた優越性基準【訳者注：標準製剤よりも優れていること】を満たした[53,60,61]。主要評価項目（試験実施計画書で定義したインフルエンザ様症状（ILI）と関連する、ウイルス型または亜型を問わない検査確定インフルエンザの予防）について、Fluzone SD-IIV3と比較したHD-IIV3の相対有効率（relative efficacy）は24.2%（95%信頼区間[CI]: 9.7%〜36.5%）であった。これらの結果は、メディケア・メディケイドサービスセンターおよび退役軍人省のデータを用いた後ろ向き研究、ならびに高齢者施設入所者でHD-IIV3とSD-IIVを比較したクラスター無作為化試験で得られた結果によってさらに裏付けられている[62-66]。あるメタアナリシスによると、HD-IIV3はSD-IIV3よりも高い予防効果を示しており、相対有効率は、ILIに対して19.5%（95% CI: 8.6%〜29.0%）；全入院に対して9.1%（95% CI: 2.4%〜15.3%）；インフルエンザによる入院に対して17.8%（95% CI: 8.1%〜26.5%）；肺炎による入院に対して24.3%（95% CI: 13.9%〜

33.4%）；心肺イベントによる入院に対して18.2%（95% CI: 6.8%〜28.1%）であった[67]。2020/21シーズンには、Fluzone High-Dose Quadrivalent（HD-IIV4）がHD-IIV3の代わりに供給される見込みである。2シーズンにわたる無作為化試験によると、HD-IIV4の免疫原性はHD-IIV3に対して非劣性であったが[68]、標準用量のアジュバント無添加IIV4と比較した相対的efficacy/effectivenessの推定値は得られていない。

Flublok Quadrivalent（RIV4）は、50歳以上の成人8,604人を対象として単一シーズン（2014/15）に行われた無作為化試験の探索的データ解析において、SD-IIV4よりも有効であった[56,69]。しかし、この優越性を添付文書に記載することは承認されなかった[69]。主要評価項目（試験実施計画書で定義したILIで、かつ、何れかのウイルス型または亜型に起因することが逆転写酵素ポリメラーゼ連鎖反応（RT-PCR）検査によって確定されたもの）について、SD-IIV4と比較したRIV4の相対有効率は30%（95% CI: 10%〜47%）であったものの、65歳以上に限ると、17%（95% CI: -20%〜43%）であった。

高齢者において、Fluad（aIIV3）とアジュバント無添加IIV3の検査確定インフルエンザに対する有効性を、無作為化比較試験によって比較したデータはない。65歳以上を対象とした単一シーズン（2011/12）の観察研究において（N＝227；うち165人がaIIV3、62人がSD-IIV3を接種）、aIIV3は、検査確定インフルエンザに対する有効率が、アジュバント無添加SD-IIV3よりも高かった[57]。アジュバント無添加SD-IIV3と比較したaIIV3の相対有効率は63%（95% CI: 4%〜86%）であった。医療記録データの研究では、aIIV3は、アジュバント無添加IIV3と比較して、肺炎とインフルエンザ診断による入院[70]、および肺炎、脳血管疾患、または心血管疾患の診断による入院[71]のリスクを低下させていた。2020/21シーズンにはFluad Quadrivalent（aIIV4）が入手可能になる見込みである。この新たな4価製剤は、無作為化試験において、インフルエンザ以外の対照ワクチンと比較するために事前に定めた免疫原性基準を満たした[72]。検査確定インフルエンザに対するaIIV4のefficacy/effectivenessをアジュバント無添加IIV4と比較したデータはまだ得られていない。

ACIPは今後も継続的に、新たな情報が得られ次第、これらのワクチンのefficacy/effectivenessについて検討する予定である。ACIPは、特定のワクチン製剤を優先使用するような勧告は行っていない。したがって、特定の製剤がすぐに入手できないからといって、ワクチン接種を遅らせてはならない。65歳以上の高齢者には、年齢に適したIIV製剤（標準用量（standard-dose, SD）または高用量（high-dose, HD）、3価または4価、アジュバント無添加または添加）またはRIV4を選択できる。

免疫不全の人

ACIPは、免疫不全状態の人（先天性および後天性免疫不全状態の人、投薬によって免疫不全となっている人、解剖学的および機能的無脾症の人を含むがこれらに限らない）には年齢に合ったIIVまたはRIV4を接種するよう勧告している。また、生ワクチンウイルスに起因して疾患が生じるリスクは明確ではないものの生物学的には十分考えられることから、これらの集団にはLAIV4を使用しないよう勧告している。これらの状態およびその他の状態の人へのLAIV4の使用については、別途詳述する（「用法・用量、禁忌、および慎重投与」を参照）（表2）。

免疫不全状態は重症感染症のさまざまなリスクを伴う多様な病態からなる。特定の免疫不全状態におけるインフルエンザワクチンの使用については、データが限られていることが多い。ワクチン接種のタイミングは検討を要する事項かもしれない（免疫不全を生じさせる処置の前または後の一定期間にワクチンを接種するなど）。米国感染症学会（IDSA; Infectious Diseases Society of America）は、特定の免疫不全状態の人に対するワクチンの選択や接種のタイミングに関する詳細な手引きを刊行している（追加資料参照）。先天性免疫不全の人、がん化学療法や免疫抑制薬を使用している人などは、インフルエンザワクチンへの免疫応答が低下している可能性がある。

インフルエンザワクチン接種後にギランバレー症候群を発症した既往がある人

ワクチンの種類を問わず、インフルエンザワクチン接種後6週以内にギランバレー症候群（GBS）を発症した既往を有する人は、ワクチンの慎重投与の対象となる（表2）。重篤なインフルエンザ関連合併症のハイリスク者（「重篤なインフルエンザ関連合併症のハイリスク者」参照）に該当せず、インフルエンザワクチン接種後6週以内にGBSを発症したことがある人には、一般にワクチンを接種すべきではない。このような人に対し、予防接種実施者はワクチン接種の代わりに抗インフルエンザウイルス薬の予防投与を考慮できる[73]。ただし、たとえインフルエンザワクチン接種後6週以内にGBSを発症した既往を有していたとしても、重篤なインフルエンザ関連合併症のハイリスク者である場合は、ワクチンの有益性はGBSが起こりうるリスクを上回るであろう。

卵アレルギーの既往がある人

他のあらゆるワクチンと同様、インフルエンザワクチンはアレルギーおよびアナフィラキシー反応を引き起こす可能性がある多様な成分を含有する。これらの反応のすべてが卵タンパクに関連するわけではないものの、卵アレルギーの人がインフルエンザワクチンに対して反応を起こす可能性は、そのような人と予防接種実施者の双方にとって懸念材料となる。RIV4（Flublok Quadrivalent、18歳以上を対象として承認）およびccIIV4（Flucelvax Quadrivalent、4歳以上を対象として承認）を除き、現在入手可能なインフルエンザワクチンは、発育鶏卵でウイルスを増殖させて作製されており、オバルブミンなどの卵タンパクをわずかながら含んでいる可能性がある。

ワクチンに対する重度のアレルギー反応は、接種を受ける者がアレルギーの既往を有しない場合にも、稀ではあるもののいつでも起こる可能性がある。このため、すべての予防接種実施者は自施設の救急計画に精通し、心肺蘇生法を修得しておかねばならない[74]。ACIPは、卵アレルギーの既

往を申告した人について、以下の勧告を行っている。

- 卵アレルギーの既往を有する人でも、これまでに卵への曝露で起こった反応が蕁麻疹だけの場合は、インフルエンザワクチンを接種すべきである。接種を受ける者の年齢や健康状態に適した承認済みの推奨インフルエンザワクチン（すなわちすべてのIIV、RIV4またはLAIV4）であれば、いずれを使用してもよい。

- 卵への曝露後に、血管浮腫や腫脹、呼吸困難、めまい、反復性嘔吐といった蕁麻疹以外の反応を起こしたことがある人、または、エピネフリン投与やその他の救急医療処置を必要としたことがある人にも、接種を受ける者の年齢や健康状態に適した承認済みの推奨インフルエンザワクチン（すなわちすべてのIIV、RIV4またはLAIV4）であればいずれを使用してもよい。ccIIV4またはRIV4以外のワクチンを使用する場合、当該ワクチンの接種は、入院または外来診療の体制下（病院、クリニック、保健施設、医院などが含まれるが、これらに限らない）で実施する。ワクチン接種は、重度のアレルギー反応を評価し対処できる保健医療従事者の監督下で行わなければならない。

- インフルエンザワクチンに対して重度のアレルギー反応の既往がある者は、その反応の原因と考えられる成分にかかわらず、以降のインフルエンザワクチン接種は禁忌となる。

卵アレルギーの人に対して、ワクチン接種後の観察期間を特別に設けることは勧告していない。ただし、ACIPは、失神が起こったときに怪我を負うリスクを低減するため、どのようなワクチンであっても、接種後15分間は患者を（座位または仰臥位で）観察するよう、予防接種実施者に勧告している[74]。

旅行者に対するワクチン接種の問題

北半球と南半球の温帯地域では、インフルエンザの流行は季節性であり、概ね北半球では10月から5月、南半球では4月から9月に流行する。熱帯地域では、インフルエンザは年間を通じて流行する。旅行者は、インフルエンザが流行している地域に旅行するとき、またはインフルエンザが流行している地域から来た人が含まれる大規模なグループツアー（大型客船など）に参加して旅行するときは、インフルエンザウイルスに曝露される可能性がある[75-78]。

インフルエンザのリスクを低下させたい旅行者は、できれば出発の2週間以上前のインフルエンザワクチン接種を検討すべきである。特に、米国内の居住者で、インフルエンザ関連合併症のハイリスク者に該当し、前年の北半球の秋または冬にインフルエンザワクチンの接種を受けていない人が、熱帯地域への旅行や、南半球のインフルエンザシーズン（4～9月）に南半球への旅行を予定している場合、または行き先を問わず団体旅行や大型客船での旅行を予定している場合は、出発前の接種を検討すべきである。ハイリスク者が夏季に旅行する場合は、旅行前に前シーズン用ワクチンの接種を受けたとしても、出発前に、インフルエンザまたは他の旅行関連疾患のリスクについて、かかりつけ医に相談すべきである。旅行前にワクチン接種を受けた場合でも、（リスク状態にかかわらず）次の秋または冬には当該シーズン用ワクチンの接種を受けなければならない。

南半球用のインフルエンザワクチン製剤は、北半球用のものとウイルス組成が異なる場合がある。南半球のインフルエンザシーズン中に南半球に旅行する人は、現在米国が承認している南半球用インフルエンザワクチン製剤を出発前に接種することが合理的と考えられるが、米国では当該ワクチンの利用機会が限られているか入手困難であるため、接種できない可能性がある。南半球用Fluzone Quadrivalent（IIV4）を除き、南半球用の季節性インフルエンザワクチン製剤は米国で承認されていないため、通常、米国内では販売されていない。インフルエンザワクチンと旅行に関する詳しい情報は、https://wwwnc.cdc.gov/travel/diseases/influenza-seasonal-zoonotic-and-pandemicに掲載されている。

抗インフルエンザウイルス薬の使用

抗インフルエンザウイルス薬の治療投与や予防投与を受けている者でも、IIVまたはRIV4の接種を受けることができる。抗インフルエンザウイル

ス薬使用時のLAIV4接種に関するデータは無い。とはいえ、LAIV4は生きたウイルスを含有するので、抗インフルエンザウイルス薬はLAIV4の作用に干渉する可能性がある。

LAIV4の添付文書には、LAIV4接種前48時間から接種後14日の間に抗インフルエンザ薬を投与すると、ワクチンの有効性が低下する可能性があると明記されている[79]。しかし、新しい抗インフルエンザウイルス薬であるペラミビルとバロキサビルは、オセルタミビルやザナミビルよりも半減期が長いため（ペラミビルで約20時間[80]、バロキサビルで約79時間[81]）、LAIV4接種の48時間以上前に投与したとしても、LAIV4ワクチン株の複製に干渉する可能性がある。抗インフルエンザウイルス薬とLAIV4の相互作用に関する研究は行われていないので、これらの薬剤投与からLAIV4接種までどのくらいの期間を空けることが適切かは不明である。薬物濃度の大幅な低下に要する時間は半減期の少なくとも5倍であると仮定すると[82]、ペラミビルはLAIV4接種の5日前から2週間後の間、バロキサビルはLAIV4接種の17日前から2週間後の間に投与した場合に、LAIV4の作用機序に干渉しうると考えるのが妥当である。薬剤のクリアランス【訳者注：体外への排出】を遅延させる病態（腎機能障害など）がある場合は、抗インフルエンザウイルス薬投与からLAIV4接種までの間で薬剤の干渉が起こりうる期間はさらに延びる可能性がある。LAIV4接種前後のこのような期間内に抗インフルエンザウイルス薬の投与を受ける人には、他の適切なワクチン製剤（IIVまたはRIV4）を再接種するべきである。

インフルエンザワクチンを他のワクチンと一緒に使用する場合

IIVおよびRIV4は、他の不活化ワクチンや生ワクチンと同時にあるいは連続して接種してもよい。注射用ワクチンを同時に使用するときは、別々の解剖学的部位に接種すべきである。LAIV4は、他の生ワクチンまたは不活化ワクチンと一緒に接種してもよい。ただし、2つの生ワクチンを同時に接種せず、1つの生ワクチン（LAIV4など）の接種後に別の生ワクチンを接種するときは、少なくとも4

週間の間隔をあけるべきである[74]。

インフルエンザワクチンと他のワクチンの同時接種に関しては、入手可能なデータは比較的限られている。50歳以上の人を対象に、弱毒生帯状疱疹ワクチンとIIV3[83]またはIIV4[84]を同時に接種した場合と4週間間隔で別々に接種した場合を比較した研究では、抗体応答は同様であった。成人に対してIIV3を同時接種することで、13価肺炎球菌結合型ワクチン（PCV13）[85,86]、破傷風抗原[87]、および百日咳抗原[87]に対する抗体応答の低下を認めた研究もあるが、多くの場合、その臨床的意義は明らかでない。65歳以上の人にIIV4と23価肺炎球菌多糖体ワクチン（PPSV23）を同時接種した場合、2週間間隔で連続接種した場合と比べて、接種後4～6週時点で1つのB型インフルエンザ抗原に対する抗体保有率が低かった。しかし、ワクチン接種後6ヵ月時点では、4つのインフルエンザ抗原のいずれについても2群間の抗体保有率に有意差はなかった[88]。成人にIIVと弱毒生帯状疱疹ワクチン[83,84]、PCV13[85,86]、PPSV23[88,89]、および破傷風トキソイド・減量ジフテリアトキソイド・無細胞百日咳（Tdap）ワクチン[87]を同時接種した場合、および妊婦にIIVとTdap[90]を同時接種した場合については、安全性プロファイルが再確認されている。これらの研究の一部では、同時接種により注射部位または全身性の副反応の頻度が上昇したが、症状は一般に軽度または中等度であったと報告されている。

月齢6～23ヵ月の小児に関しては、2011/12シーズンに行われた観察研究において、IIVとPCV13の同時接種が、接種当日および翌日（すなわちワクチン接種後0～1日）の発熱リスクを上昇させている[91]。2017/18シーズンに行われた無作為化臨床試験では、DTaPとPCV13に加えてIIV4も同時接種した場合と比較して、IIV4接種のみ2週間遅らせた場合でも、接種後の発熱の頻度は低下しないことが示唆された[92]。この月齢層において、2006/07～2010/11シーズンにはPCV7、PCV13、またはジフテリア・破傷風トキソイド・無細胞百日咳（DTaP）ワクチンとIIVとの同時接種で[93]、2014/15シーズンにはPCV13とIIVとの同時接種で[94]、接種後0～1日以内の熱性痙攣のリスク上昇を認めている。親は心配するかもしれないが、熱性痙攣のほとんどは短時間かつ予後も良好である[95]。利

益と不利益を考慮した結果、これらのワクチンの接種に関する勧告は変更されておらず、同時接種は可能である。VAERSを通じて熱性痙攣のサーベイランスが継続されているし、VSDによる毎年のインフルエンザワクチン安全性調査では、ワクチン接種後の痙攣についてモニタリングが行われている。

LAIVと他のワクチンの同時接種に関する研究は限られている。ある研究では、LAIV3とMMR（麻疹、ムンプス、風疹）および水痘ワクチンを小児へ同時接種した場合、どのワクチン抗原に対しても免疫原性の低下を認めなかったが[96]、別の研究では、LAIV3とMMRの同時接種により風疹に対する免疫原性の低下を認めている[97]。これらの研究において安全性に関する懸念は認めていない。

近年、米国では、さまざまな感染症の予防に向けて、アルミニウム以外のアジュバントを含有するワクチンが複数承認されている。これらのアジュバントに該当するのは、AS01B（遺伝子組み換え帯状疱疹サブユニットワクチンであるShingrixに含有）[98]、MF59（Fluad［aIIV3］およびFluad Quadrivalent［aIIV4］に含有）[72,99] およびシトシンホスホグアニンオリゴデオキシヌクレオチド（遺伝子組み換えB型肝炎表面抗原ワクチンであるHeplisav-Bに含有）[100] である。これらのワクチンと、他のアジュバント添加またはアジュバント無添加ワクチンとの同時接種に関するデータは限られている。ShingrixとアジュバントIIV4の同時接種に関する研究では、免疫原性の低下や安全性の懸念を示すエビデンスは認められていない[101]。2つの非アルミニウム性アジュバント添加ワクチンを同時または連続接種したときの免疫原性および安全性はまだ評価されておらず、これらのワクチンを連続接種する場合の最適な接種間隔は不明である。ShingrixとIIV4の研究では、ほとんどの副反応が4日以内に消褪している[101]。2つ以上の非アルミニウム性アジュバント添加ワクチンを同時接種した時の安全性に関するデータは限られていること、また、アジュバント無添加インフルエンザワクチンも選択可能であることから、インフルエンザワクチンと非アルミニウム性アジュバント添加ワクチンを同時接種しなければならない場合は、アジュバント無添加インフルエンザワクチンの使用を検討することができる。ただし、特定の製剤を入手できないという理由で、ワクチン接種を遅らせるべきではない。すべてのワクチンに推奨されているように、非アルミニウム性アジュバント添加ワクチンを別のワクチンと同時使用する場合は、異なる解剖学的部位に接種すべきである[74]。

インフルエンザワクチンの組成および入手可能なワクチン

2020/21シーズン用インフルエンザワクチンの組成

米国で承認されているインフルエンザワクチンは、いずれも、FDAが勧告したインフルエンザウイルス株と抗原的に類似したウイルス株に由来する成分を含有する（https://www.fda.gov/advisory-committees/advisory-committee-calendar/vaccines-and-related-biological-products-advisory-committee-march-4-2020-meeting-announcement）。米国で2020/21シーズンに入手可能になるワクチンの大部分は4価製剤であるが、例外として、MF59アジュバント添加IIV（aIIV）は3価製剤（aIIV3、Fluad）と4価製剤（aIIV4、Fluad Quadrivalent）の両方が入手可能になる見込みである。

米国の2020/21シーズン用鶏卵培養インフルエンザワクチン（すなわちccIIV4とRIV4以外のワクチン）は、以下に由来するHAを含有する：

- A/Guangdong-Maonan/SWL1536/2019（H1N1）pdm09類似株
- A/Hong Kong/2671/2019（H3N2）類似株
- B/Washington/02/2019（ビクトリア系統）類似株
- 4価ワクチンには、上記の3種類に加えて、B/Phuket/3073/2013（山形系統）類似株。

米国の2020/21シーズン用細胞培養不活化インフルエンザワクチン（ccIIV4）および遺伝子組み換えインフルエンザワクチン（RIV4）は、以下に由来するHAを含有する：

- A/Hawaii/70/2019（H1N1）pdm09類似株
- A/Hong Kong/45/2019（H3N2）類似株
- B/Washington/02/2019（ビクトリア系統）類似株
- B/Phuket/3073/2013（山形系統）類似株
2020/21シーズン用ワクチンの組成は、A（H1N1）pdm09株、A（H3N2）株、およびB（ビクトリア系統）株の変更を反映したものである。

2020/21シーズン用ワクチン製剤

2020/21シーズン用としてさまざまなインフルエンザワクチン製剤が入手可能となる予定である（表1）。ワクチン接種を受ける多くの人に対し、承認された適応とACIPの勧告の範囲内で、複数の種類や商品名のワクチンが使用できる。接種対象者の年齢および健康状態に適した承認済みのインフルエンザワクチン製剤を使用すべきである。承認済みのインフルエンザワクチン製剤について適応年齢の要約を示すが（表1）、現行の添付文書に記載されている当局の最新情報を参照すべきである。インフルエンザワクチン製剤の種類別に禁忌および慎重投与を要約した（表2）。

診療現場や地域によっては、すべてのインフルエンザワクチン製剤が一様に入手できるとは限らない。適切な製剤が入手可能であるときは、ある特定の製剤を入手するためにワクチン接種を遅らせてはならない。ここに記載した指針および承認された適応の範囲内で、複数のインフルエンザワクチン製剤が入手可能であり、かつ適合する場合、どの製剤を優先使用するかについての勧告は行わない。

前シーズンの指針の発表以降、2つの新たなインフルエンザワクチンが承認された。それらは、2019年11月に承認されたFluzone High-Dose Quadrivalent、および2020年2月に承認されたFluad Quadrivalentである。両製剤とも、2020/21シーズンに米国で入手可能となる見込みである。本レポートの発表後に、新たなワクチンが承認されたり、FDA承認済みの

表示が変更される可能性もある。これらの変更が生じた場合、および新たなワクチンが入手可能となった場合は、オンライン版の表1に反映する（https://www.cdc.gov/flu/professionals/acip/2020-2021/acip-table.htm）。

用法・用量、禁忌、および慎重投与

不活化インフルエンザワクチン（IIV）

入手可能なワクチン

　最近のシーズンと同様に、2020/21シーズン用としてさまざまな不活化インフルエンザワクチン（IIV）が入手可能となる予定である（表1）。月齢6ヵ月の若年小児に承認されているIIVもある。ただし、承認されている適応年齢は製剤によって異なる。さらに、一部のIIVは、月齢6〜35ヵ月の小児に対する接種量が年長小児や成人とは異なる（表3）。それぞれの接種対象者に年齢に適した製剤を適切な用量で接種するよう、注意が必要である。

　標準用量のアジュバント無添加IIVは、1回接種量0.5 mL中に各ワクチン株のHAを15 µgずつ含有する（0.25 mL中には各ワクチン株のHAを7.5 µgずつ含有）。2020/21シーズンには、5つの製剤がこのカテゴリーに含まれる見込みであり、いずれも4価（IIV4）の予定である（表1）。このうち4つは鶏卵培養ワクチンであり、1つは細胞培養ワクチンである。鶏卵培養ワクチンと細胞培養ワクチンは培養基が異なり、ワクチンメーカーは配布された参照ワクチンウイルスをそれぞれの培養基で増殖させて、必要とされる接種回数分のワクチンを製造する。鶏卵培養IIV4のAfluria Quadrivalent[102]、Fluarix Quadrivalent[103]、FluLaval Quadrivalent[104]、およびFluzone Quadrivalent[105]は月齢6ヵ月以上の人に承認されている。細胞培養IIV4のFlucelvax Quadrivalent（ccIIV4）は4歳以上の人に承認されている。ccIIV4の製造工程では、インフルエンザワクチンウイルスを鶏卵ではなくMadin-Darbyイヌ腎臓細胞で増殖させている[106]。

　2020/21シーズンに入手可能となる別の3つのIIVは、65歳以上の人に承認されている。これらは鶏卵培養ワクチンである。Fluzone High-Dose Quadrivalentは1回接種量の0.7 mL中に各ワクチン株のHAを60 µgずつ（合計240 µg）含有する[68]。2020/21シーズンには、この高用量IIVの4価製剤が、これまでの3価製剤の代わりに供給される見込みである。MF59アジュバントを含有するアジュバント添加不活化インフルエンザワクチン（aIIV）は、2020/21シーズンには3価製剤（Fluad、aIIV3）と4価製剤（Fluad Quadrivalent、aIIV4）の両方が入手可能となる見込みである。どちらの製剤も、1回接種量0.5 mL中に各ワクチン株のHAを15 µgずつ（Fluadで合計45 µg、Fluad Quadrivalentで合計60 µg）含有する[72,99]。

用法・用量

　月齢6〜35ヵ月の小児には、2020/21シーズン用として4つのIIV4製剤、すなわち、Afluria Quadrivalent、Fluarix Quadrivalent、FluLaval Quadrivalent、およびFluzone Quadrivalentが利用可能になる見込みである。これらのワクチンについて承認されている年齢層ごとの1回接種量は製剤により異なる（表3）。これらのIIV4は、1回量が0.5 mLの場合は各ワクチン株のHAを15 µgずつ含有し、1回量が0.25 mLの場合は各ワクチン株のHAを7.5 µgずつ含有する。各製剤の適切な1回接種量を投与するよう注意すべきである。充填済みシリンジを入手できない場合は、単回用バイアルまたは複数回用バイアルから適切な接種量を投与してもよい。0.5 mL入り単回用バイアルを月齢6〜35ヵ月の小児に0.25 mL使用する場合は、その内容量の半量のみを投与し、残りの半量は廃棄すべきである。接種量は接種回数とは無関係である点に注意すること。2020/21シー

ズンに2回の接種を必要とする年齢層の小児（「月齢6ヵ月〜8歳の小児」および図を参照）は、各接種で用いるIIV4の種類や1回接種量にかかわらず、4週間以上の間隔をあけて2回の接種が必要である。

月齢36ヵ月（3歳）から17歳の小児および18歳以上の成人では、IIVを接種するときの1回接種量は0.5 mLであるが、例外としてFluzone High-Dose Quadrivalent（65歳以上の人に承認されているHD-IIV4）の正しい1回接種量は0.7 mLである。月齢36ヵ月以上の人に誤って少ない接種量（0.25 mLなど）を投与したときは、1回接種量の全量とするために必要となる残りの量を当該来院中に追加投与すべきである。後に誤りが判明したとき（接種を受けた者が帰宅した後など）は、可能な限り早く再来院してもらって、全量（すなわちHD-IIV4では0.7 mL、その他のすべてのIIVでは0.5 mL）を投与する。成人で承認されている使用量のワクチンを誤って小児に接種した場合は、1回接種として取り扱う。

IIVは筋肉内に投与する。成人および年長児では、三角筋への投与が望ましい。乳幼児や若年小児では大腿前外側に接種する。筋肉内投与を行う際の部位や針の長さに関するより具体的な指針は、ACIPの「予防接種の一般かつ最良の診療ガイドライン」に記載されている[74]。

IIV4製剤のAfluria Quadrivalentは、18〜64歳の人に対してPharmaJet Stratisのジェット型注射器を用いて筋肉内投与することが承認されている[102]。この年齢層の人は針とシリンジ、またはこのジェット型注射器具によりAfluria Quadrivalentの接種を受けることができる。月齢6ヵ月から17歳までの小児および65歳以上の成人は、針とシリンジを用いた方法のみで本ワクチンの接種を受けるべきである。その他のIIV製剤は、ジェット型注射器具による投与が承認されていない。

3価の不活化インフルエンザワクチンと4価の不活化インフルエンザワクチン

2020/21シーズンには、すべてのIIVが4価製剤であり、例外としてアジュバント添加IIV（aIIV）は3価製剤（aIIV3）と4価製剤（aIIV4）の両方が入手可能になる見込みである。3価製剤と4価製剤は、2つのA型インフルエンザウイルス株（A[H1N1]型

1株およびA[H3N2]型1株）を含有するという点では同様であるが、含有するB型インフルエンザウイルス株の数が異なっている。4価ワクチン（IIV4）は、B型インフルエンザウイルスの2つの系統（山形およびビクトリア）を両方含有するが、3価ワクチン（IIV3）は1つの系統のみ（2020/21シーズン用ではビクトリア系統）を含有する。IIV4は、B型の流行株に対してより広い防御効果を得るように開発されたものである。ただし、4価ワクチンと3価ワクチンの優先度に差はない。

不活化インフルエンザワクチン（IIV）の禁忌と慎重投与

個々のインフルエンザワクチンの禁忌と慎重投与に関する情報は、メーカーの添付文書および最新のCDCとACIPの指針を参照されたい。ワクチンまたはその成分のいずれか（Flucelvax Quadrivalent［ccIIV4］以外のすべてのIIVでは鶏卵を含む）に対する重度のアレルギー反応の既往は、IIV使用の禁忌として表示されている（表2）。ただし、ACIPは、卵アレルギーの人に対するインフルエンザワクチンの使用について、別途勧告を行っている（「卵アレルギーの既往がある人」参照）。ワクチンまたは卵以外のワクチン成分に対して重篤なアレルギー反応の既往がある人には、インフルエンザワクチンの接種は勧められない。ワクチン成分に関する情報は、ワクチン製剤の添付文書に記載されている。ワクチンの接種を受けられない人で、特に重篤なインフルエンザ関連合併症のリスクが高い人には、抗ウイルス薬の予防投与がインフルエンザ予防の選択肢として考慮できる[73]。

通常、中等度や重度の急性疾患を呈する場合は、発熱の有無を問わず、ワクチン接種には慎重を期すべきである[74]。インフルエンザワクチン接種後6週以内にGBSを発症した既往がある場合も、すべてのインフルエンザワクチンの慎重投与に該当する（表2）。

遺伝子組み換えインフルエンザワクチン（RIV4）

入手可能なワクチン

2020/21シーズンには、遺伝子組み換えインフルエンザワクチンであるFlublok Quadrivalent（RIV4）が入手可能になる見込みである。RIV4は18歳以上の人に適応となる。このワクチンは、細胞由来インフルエンザウイルスの遺伝子配列を用いて昆虫細胞内で産生した遺伝子組み換えHAを含有するものであり、インフルエンザウイルスや鶏卵を使用せずに製造される[69]。定められた適応の範囲内であれば、RIV4と他のインフルエンザワクチンの優先度に差はない。

用法・用量

RIV4は針とシリンジを用いて筋肉内に投与する。1回量の0.5 mL中に、各ワクチンウイルス由来のHAを45 µgずつ（合計180 µg）含有する。

遺伝子組み換えインフルエンザワクチン（RIV4）の禁忌と慎重投与

ワクチンに含まれるいずれかの成分に対し重度のアレルギー反応を呈したことがある人には、RIV4の投与は禁忌である。通常、中等度や重度の急性疾患を呈する場合は、発熱の有無を問わず、ワクチン接種には慎重を期すべきである[74]。インフルエンザワクチン接種後6週以内にGBSを発症した既往がある場合も、すべてのインフルエンザワクチンの慎重投与に該当する（表2）。RIV4は18歳未満の小児への使用は承認されていない。

弱毒生インフルエンザワクチン（LAIV4）

入手可能なワクチン

2020/21シーズンには、弱毒生インフルエンザワクチンであるFluMist Quadrivalent（LAIV4）が入手可能になる見込みである。LAIV4は2〜49歳の人

への使用が承認されている。

用法・用量

LAIV4は、0.2 mLのワクチンが充填された単回用スプレーを用いて鼻腔内に投与する。接種を受ける人が直立した状態で、およそ0.1 mL（噴霧器内全量の半分）を片方の鼻孔に噴霧し、続いて分割クリップを噴霧器から取り外したあと、もう片方の鼻孔に残りの半量を投与する。接種を受けた者が投与直後にくしゃみをしたとしても、再投与してはならない。ただし、ワクチンが鼻咽頭粘膜に到達するのを妨げるような鼻づまりが存在する場合は、症状が改善するまで投与を延期するか、別の適切なワクチンを代わりに投与する。

4価の弱毒生インフルエンザワクチン（LAIV4）の禁忌と慎重投与

ACIPがLAIV4使用の禁忌と慎重投与に該当すると考える状態を表にまとめた（表2）。これには、添付文書[79]に表示されている2つの禁忌のほか、生きたウイルスに関連した潜在的リスクが定かではないものの生物学的には生じ得る状態や、LAIV使用のデータに乏しい状態が含まれる。

LAIV4使用の禁忌は以下のとおりである。

- 当該ワクチンに含まれるいずれかの成分に対する重度のアレルギー反応の既往、または、（ワクチンの種類を問わず）インフルエンザワクチン接種後に重度のアレルギー反応を呈した既往を有する者（添付文書に表示されている禁忌）。ただし、ACIPは、卵アレルギーは該当しないとしている（「卵アレルギーの既往がある人」を参照）。
- アスピリンまたはサリチル酸塩含有製剤の投与を受けている小児および青少年（表2）。ライ症候群の潜在的リスクがあるため（添付文書に表示されている禁忌）。
- 2〜4歳の小児で、喘息の診断を受けたことがある者、あるいは、両親または当該小児を世話する者が「過去12ヵ月間にその小児に喘鳴または喘息があることを保健医療従事者から指摘されたことがある」と報告した場合、もしくはその小児の診療録に過去12ヵ月間の喘鳴発症が記載されている場合

- 何らかの原因で免疫抑制状態にある小児および成人。投薬、先天性または後天性免疫不全状態、HIV感染、解剖学的無脾症、（鎌状赤血球貧血等による）機能的無脾症に起因する免疫抑制を含むがこれらに限らない。
- 防護環境を要する重度の免疫抑制状態にある患者との濃厚接触者や当該患者を世話する者
- 妊婦
- 脳脊髄液（CSF）と中咽頭、鼻咽頭、鼻もしくは耳との間の活動性の交通、またはその他の頭蓋内CSF漏出症を有する者
- 人工内耳を植え込んでいる者。植込み後しばらくはCSF漏出が起こる可能性があるため（年齢に合った不活化ワクチンまたは遺伝子組み換えワクチンを使用できない場合、予防接種実施者は持続的CSF漏出のリスクについて専門医への相談を検討することが望ましい）。
- 抗インフルエンザウイルス薬の投与については、オセルタミビルとザナミビルは過去48時間以内、ペラミビルは過去5日以内、バロキサビルは過去17日以内に投与された者。薬剤のクリアランスを遅延させる病態（腎機能障害など）がある場合は、抗インフルエンザウイルス薬の使用からLAIV4接種の間で薬剤の干渉が起こりうる期間はさらに延びる可能性がある。

LAIV4の慎重投与は以下のとおりである。

- 発熱の有無にかかわらず、中等度から重度の急性疾患に罹患している者
- インフルエンザワクチン接種後6週以内にGBSを発症した既往を有する者
- 5歳以上で、喘息を有する者
- 野生型インフルエンザウイルスに感染すると合併症を起こしやすいと考えられる、その他の基礎疾患（禁忌に挙げられているものを除く）を有する者（慢性呼吸器疾患、心血管疾患［高血圧単独の場合を除く］、腎疾患、肝疾患、神経疾患、血液疾患、代謝性疾患［糖尿病を含む］など）

最近のインフルエンザワクチンの承認

2019/20シーズンのACIP勧告の公表以降、2つの新たなインフルエンザワクチンとしてFluzone High-Dose Quadrivalent（HD-IIV4）とFluad Quadrivalent（aIIV4）が承認された。両ワクチンとも、2020/21シーズン用として入手可能となる見込みである。

Fluzone High-Dose Quadrivalent (HD-IIV4)

2019年11月、FDAは、65歳以上の人に対してFluzone High-Dose Quadrivalent（HD-IIV4）を承認した。先に承認されていた3価製剤のFluzone High-Doseと同様、Fluzone High-Dose Quadrivalentは各ワクチン株のHAを60 μgずつ含有する（これに対してSD-IIVは各ワクチン株のHAを15 μgずつ含有）[68]。Fluzone High-Dose Quadrivalentの1回接種量は0.7 mLであり、3価のFluzone High-Dose（0.5 mL）よりもわずかに多い。2020/21シーズンには、Fluzone High-Dose Quadrivalentが3価製剤のFluzone High-Doseに代わって供給される見込みである。

65歳以上の成人2,670人を対象とした無作為化試験では、Fluzone High-Dose Quadrivalentの免疫原性と安全性を、2つの3価Fluzone High-Dose製剤（それぞれ、4価ワクチンに含まれる2つのB型インフルエンザウイルス株のうち1株を含有）と比較している。免疫原性については、3価のFluzone High-Doseと比較して、Fluzone High-Dose Quadrivalentは事前に定めた非劣性基準【訳者注：標準製剤に劣っていないこと】を満たしており、HAI幾何平均抗体価比および抗体陽転率は4つのウイルスすべてについて非劣性であった。B型インフルエンザウイルスについては、異なるB型系統株を含有する3価のFluzone High-Doseと比較して、Fluzone

High-Dose Quadrivalentは免疫原性の優越性基準を満たした[68,107]。Fluzone High-Dose Quadrivalentの安全性プロファイルは3価のFluzone High-Doseと概ね同等であった。既定した注射部位副反応および全身性副反応の頻度は、Fluzone High-Dose Quadrivalent接種群でわずかに高かったが、そのほとんどが軽度または中等度であり、大部分が3日以内に消褪した。重篤な有害事象（SAE）の頻度は両群間で同等であった[68,107]。

Fluad Quadrivalent (aIIV4)

2020年2月、FDAは、65歳以上の人に対してFluad Quadrivalent（aIIV4）を承認した。先に承認されていた3価製剤のFluadと同様に、Fluad Quadrivalentはoil-in-water型エマルジョンのMF59アジュバントを含有する[72]。2020/21シーズンには、FluadとFluad Quadrivalentの両方が入手可能となる見込みである。

Fluad Quadrivalentの免疫原性、有効性および安全性を評価する多施設共同無作為化比較試験では、65歳以上の成人6,790人にFluad Quadrivalentまたはインフルエンザ以外の対照ワクチン（破傷風-ジフテリア-無細胞百日咳ワクチン）を接種している[108]。免疫原性については、Fluad Quadrivalentは4つのウイルス株すべてについて、事前に定めた抗体陽転率とHAI抗体価1：40保有率の基準を満たした。有効性については事前に定めた基準を満たさず、逆転写酵素ポリメラーゼ連鎖反応（RT-PCR）で確定したインフルエンザに対する絶対的有効率は19.8%（95% CI：−5.27%～38.91%）であった。Fluad Quadrivalent接種群で生じた培養陽性インフルエンザ58例のうち、原因ウイルスがワクチン株と一致していたのは7例のみであったため、これら

のデータから有効性に関する結論を導くのは困難
であった。既定した注射部位あるいは全身性の副
反応の頻度はFluad Quadrivalent群でわずかに高かっ
たが、そのほとんどが軽度または中等度であった。
SAEの頻度は同等であった。別の免疫原性・安全
性試験では、65歳以上の成人1,778人を対象に、
Fluad Quadrivalentと2種類の3価Fluad製剤（それぞ
れ、4価ワクチンに含まれる2つのB型インフルエ
ンザウイルス株のうち1株を含有）を比較している。
免疫原性については、3価のFluadと比較して、Fluad
Quadrivalentは事前に定めた非劣性基準を満たし、
HAI幾何平均抗体価比および抗体陽転率は4つのウ
イルスすべてについて非劣性であった。亜型別に
みると、A（H1N1）pdm09ウイルス株およびA

（H3N2）ウイルス株については、Fluad Quadrivalent
と3価Fluadはともに抗体陽転率とHA抗体価1：40
保有率の基準を満たしたが、B型ウイルス株につ
いては、4価ワクチンと3価ワクチンのいずれも基
準を満たさなかった。ワクチン接種率の高い集団
では更なる免疫応答が起こりにくいことと関係し
たのかもしれない[108,109]。Fluad Quadrivalentの安全
性プロファイルは3価のFluadと概ね同等であった。
既定した注射部位の副反応の頻度はFluad Quadrivalent
群の方がわずかに高かったが、そのほとんどが軽
度または中等度であり、2〜4日以内に消褪した。
全身性の副反応およびSAEの頻度に差は認めなかっ
た。

インフルエンザワクチンの保管および取り扱い

どのインフルエンザワクチンでも、その保管および取り扱いに関する当局の指示については、メーカーの承認済み添付文書を参照しなければならない。一般に、インフルエンザワクチンは遮光の上、添付文書で推奨されている温度で保管する。推奨保管温度は通常36°〜46°F（2°〜8°C）であり、適切な冷蔵と温度監視によって常に一定を維持すべきである。凍結したワクチンは廃棄しなければならない。適切な冷蔵庫および温度監視装置に関する具体的な勧告はVaccine Storage and Handling Toolkit（ワクチンの保管および取り扱いツールキット）に記載されており、ttps://www.cdc.gov/vaccines/hcp/admin/storage/toolkit/index.htmlから入手できる。

ワクチンは、表示されている有効期限を超えて使用してはならない。複数回用バイアルには、有効期限に加え、使用開始からワクチンを保管可能な日数を示す使用期限（Beyond Use Date [BUD]）が設けられている場合がある。一度使用開始した複数回用バイアルはBUDを超えて使用してはならない。BUDが示されていない場合は記載された有効期限に従うこと。複数回用バイアルは使用の都度、推奨された保管条件に戻すこと。添付文書で、複数回用バイアル内容の最大接種回数を（残量にかかわらず）定めている場合もある。定められた回数を超えてバイアルからワクチンを抜き取ってはならず、残ったワクチンは廃棄しなければならない。単回用バイアルを複数回の接種に使用してはならない。許容される冷蔵温度からの逸脱や、その他の推奨される保管および取り扱い条件からの逸脱で、添付文書に記載されていない事項については、メーカーに問い合わせること。

インフルエンザおよびインフルエンザワクチンに関する追加情報源

インフルエンザのサーベイランス、予防、および対策

インフルエンザのサーベイランス、病原体検出、予防および対策に関する最新情報は、https://www.cdc.gov/fluから入手できる。米国のサーベイランス情報は、一年を通じてFluView（https://www.cdc.gov/flu/weekly）およびFluView Interactive（https://www.cdc.gov/flu/weekly/fluviewinteractive.htm）上で毎週更新される。加えて、インフルエンザに関する定期的な更新情報は、MMWR（https://www.cdc.gov/mmwr/index.html）に掲載される。また、インフルエンザおよびインフルエンザワクチンに関する追加情報は、1-800-232-4636に電話すれば、CDC-INFOから入手できる。以下の事項については、州や地方の保健当局が問い合わせに応じている：インフルエンザワクチンの供給状況、ワクチン接種プログラムへのアクセス、州および地方におけるインフルエンザ流行状況、インフルエンザの集団発生および小児のインフルエンザ関連死亡に関する報告、集団発生時の対応に関する助言。

ワクチン有害事象報告システム

1986年に制定された国家小児予防接種被害補償法（National Childhood Vaccine Injury Act）に基づき、保健医療従事者は、以下の有害事象を報告しなければならない：ワクチンメーカーのリストに掲載されている有害事象のうち、以降のワクチン接種が禁忌となる有害事象；VAERSのワクチン接種後届出事象一覧（VAERS Table of Reportable Events Following Vaccination）に記載されている有害事象のうち、接種後の指定期間内に生じた有害事象（https://vaers.hhs.gov/docs/VAERS_Table_of_Reportable_Events_Following_Vaccination.pdf）。保健医療従事者は、これらの報告義務に加えて、臨床上重要と考えられるあらゆるワクチン接種後有害事象について、VAERSに報告することが推奨される。ワクチン接種後有害事象の報告方法は、https://vaers.hhs.gov/index.htmlから入手できる。

国家予防接種被害補償プログラム

1986年に制定（その後改正）された国家小児予防接種被害補償法（National Childhood Vaccine Injury Act）に基づいて創設された国家予防接種被害補償プログラム（VICP：National Vaccine Injury Compensation Program）は、VICPが対象とするワクチンの接種により傷害や死亡に至った被害者のため、補償金の支払いを行う仕組みを規定している。接種による被害一覧表（Vaccine Injury Table）には、VICPが対象とするワクチン、および、因果関係を法的に推定できる傷害や健康事象（死亡を含む）が列挙されている（https://www.hrsa.gov/sites/default/files/vaccinecompensation/vaccineinjurytable.pdfから入手可能）。起こった傷害や健康事象が一覧表に記載されていない場合や、一覧表に明記された指定期間内の発生でなかった場合は、その傷害や健康事象がワクチン接種によって生じたということを、本人が証明しなければならない。補償は、対象とするワクチンが適応外で使用されたとしても、また勧告を遵守せずに使用されたとしても、受けることができる。

VICPの補償請求において、ワクチンによる傷害の場合は、最初の症状発現から3年以内に申請しな

ければならない。死亡の場合は、接種関連死亡から2年以内、かつ死因となった接種関連傷害の最初の症状発現から4年以内に申請しなければならない。新規のワクチンまたは新たな傷害/健康事象が一覧表に追加されたときは、その時点での一般的な申請の指針とは異なり、一覧表変更の8年前まで遡って起こった傷害や死亡について、追加の日付から2年以内に申請しなければならない[110]。VICPが対象とするワクチンの接種を受けた者は、年齢にかかわらず、請求を申請する資格を有する。さらなる情報は、ウェブサイト（https://www.hrsa.gov/vaccine-compensation/index.html）から、もしくは電話（1-800-338-2382）で入手できる。

追加資料

ACIP声明

- 予防接種の一般かつ最良の診療ガイドライン：予防接種諮問委員会（ACIP）最良の診療ガイダンス：
  https://www.cdc.gov/vaccines/hcp/acip-recs/general-recs/index.html
- 保健医療従事者の予防接種：予防接種諮問委員会（ACIP）勧告, 2011. MMWR Recomm Rep 2011;60（No. RR-7）：
  https://www.cdc.gov/mmwr/preview/mmwrhtml/rr6007a1.htm
- 19歳以上の成人の推奨予防接種スケジュール、米国：
  https://www.cdc.gov/vaccines/schedules/hcp/adult.html
- 小児および18歳以下の青少年の推奨予防接種スケジュール、米国：
  https://www.cdc.gov/vaccines/schedules/hcp/child-adolescent.html

ワクチン情報シート（VIS）

- IIVおよびRIV4についてのVIS：
  https://www.cdc.gov/vaccines/hcp/vis/vis-statements/flu.pdf
- LAIV4についてのVIS：
  https://www.cdc.gov/vaccines/hcp/vis/vis-statements/flulive.pdf

インフルエンザワクチン添付文書

- 3価ワクチン：
  https://www.fda.gov/vaccines-blood-biologics/approved-products/influenza-virus-vaccine-trivalent-types-and-b

- 4価ワクチン：
  https://www.fda.gov/vaccines-blood-biologics/approved-products/influenza-virus-vaccine-quadrivalent-types-and-types-b

CDC抗インフルエンザウイルス薬ガイダンス

- 抗インフルエンザウイルス薬：臨床医向け要約：
  https://www.cdc.gov/flu/professionals/antivirals/summary-clinicians.htm

米国感染症学会（IDSA）抗インフルエンザウイルス薬ガイダンス

- 米国感染症学会の臨床診療ガイドライン：2018年版　季節性インフルエンザの診断、治療、予防投薬、および施設内感染対策に関する最新情報：
  https://academic.oup.com/cid/article/68/6/e1/5251935

米国小児科学会（AAP）ガイダンス

- 小児におけるインフルエンザの予防と対策に関するAAP（American Academy of Pediatrics）の勧告（Red Book Online）：
  https://redbook.solutions.aap.org/ss/influenza-resources.aspx

免疫不全の人へのワクチン接種に関する米国感染症学会（IDSA）ガイダンス

- 免疫不全の人へのワクチン接種に関する米国感染症学会（IDSA）の臨床診療ガイドライン、2013年：
  https://academic.oup.com/cid/article/58/3/e44/336537

米国産婦人科学会（ACOG）

● 妊娠中のインフルエンザワクチン接種、ACOG
（American College of Obstetricians and Gynecologists）
委員会意見No.732：

https://www.acog.org/Clinical-Guidance-and-
Publications/Committee-Opinions/Committee-on-
Obstetric-Practice/Influenza-Vaccination-During-
Pregnancy

参考文献

1. Barker WH. Excess pneumonia and influenza associated hospitalization during influenza epidemics in the United States, 1970–78. Am J Public Health 1986;76:761–5.

2. Barker WH, Mullooly JP. Impact of epidemic type A influenza in a defined adult population. Am J Epidemiol 1980;112:798–813.

3. Poehling KA, Edwards KM, Griffin MR, et al. The burden of influenza in young children, 2004–2009. Pediatrics 2013;131:207–16.

4. Poehling KA, Edwards KM, Weinberg GA, et al; New Vaccine Surveillance Network. The underrecognized burden of influenza in young children. N Engl J Med 2006;355:31–40.

5. Siston AM, Rasmussen SA, Honein MA, et al; Pandemic H1N1 Influenza in Pregnancy Working Group. Pandemic 2009 influenza A(H1N1) virus illness among pregnant women in the United States. JAMA 2010;303:1517–25.

6. Mullooly JP, Bridges CB, Thompson WW, et al; Vaccine Safety Datalink Adult Working Group. Influenza- and RSV-associated hospitalizations among adults. Vaccine 2007;25:846–55.

7. Coleman BL, Fadel SA, Fitzpatrick T, Thomas SM. Risk factors for serious outcomes associated with influenza illness in high- versus low- and middle-income countries: systematic literature review and meta-analysis. Influenza Other Respir Viruses 2018;12:22–9.

8. Van Wormer JJ, King JP, Gajewski A, McLean HQ, Belongia EA. Influenza and workplace productivity loss in working adults. J Occup Environ Med 2017;59:1135–9.

9. Willis GA, Preen DB, Richmond PC, et al; WAIVE Study Team. The impact of influenza infection on young children, their family and the health care system. Influenza Other Respir Viruses 2019;13:18–27.

10. Fragaszy EB, Warren-Gash C, White PJ, et al; Flu Watch Group. Effects of seasonal and pandemic influenza on health-related quality of life, work and school absence in England: results from the Flu Watch cohort study. Influenza Other Respir Viruses 2018;12:171–82.

11. Fiore AE, Uyeki TM, Broder K, et al; Prevention and control of influenza with vaccines: recommendations of the Advisory Committee on Immunization Practices (ACIP), 2010. MMWR Recomm Rep 2010;59(No. RR-8).

12. CDC. How flu vaccine effectiveness and efficacy is measured: questions and answers. Atlanta, GA: US Department of Health and Human Services, CDC. https://www.cdc.gov/flu/professionals/vaccination/effectivenessqa.htm

13. Rolfes MA, Foppa IM, Garg S, et al. Annual estimates of the burden of seasonal influenza in the United States: a tool for strengthening influenza surveillance and preparedness. Influenza Other Respir Viruses 2018;12:132–7.

14. Rolfes MA, Flannery B, Chung JR, et al; US Influenza Vaccine Effectiveness (Flu VE) Network, the Influenza Hospitalization Surveillance Network, and the Assessment Branch, Immunization Services Division, Centers for Disease Control and Prevention. Effects of influenza vaccination in the United States during the 2017–2018 influenza season. Clin Infect Dis 2019;69:1845–53.

15. Patel A, Jernigan DB; 2019-nCoV CDC Response Team. Initial public health response and interim clinical guidance for the 2019 novel coronavirus outbreak—United States, December 31, 2019–February 4, 2020. MMWR Morb Mortal Wkly Rep 2020;69:140–6.

16. World Health Organization. WHO Director-General's opening remarks at the media briefing on COVID-19; March 11, 2020. https://www.who.int/dg/speeches/detail/who-director-general-s-opening-remarks-at-the-media-briefing-on-covid-19-11-march-2020external icon

17. Garg S, Kim L, Whitaker M, et al. Hospitalization rates and characteristics of patients hospitalized with laboratory-confirmed coronavirus disease 2019—COVID-NET, 14 states, March 1–30, 2020. MMWR Morb Mortal Wkly Rep 2020;69:458–64.

18. Grohskopf LA, Alyanak E, Broder KR, Walter EB, Fry AM, Jernigan DB. Prevention and control of seasonal influenza with vaccines: recommendations of the Advisory Committee on Immunization Practices—United States, 2019–20 influenza season. MMWR Recomm Rep 2019;68: 1–21.

19. Ahmed F. ACIP handbook for developing evidence-based recommendations, Version 1.2. Atlanta, GA: US Department of Health and Human Services, CDC; 2013.

20. CDC. The flu season. Atlanta, GA: US Department of Health and Human Services, CDC; 2015. ttps://www.cdc.gov/flu/about/season/flu-season.htm

21. Castilla J, Martínez-Baz I, Martínez-Artola V, et al; Primary Health Care Sentinel Network; Network for Influenza Surveillance in Hospitals of Navarre. Decline in influenza vaccine effectiveness with time after vaccination, Navarre, Spain, season 2011/12. Euro Surveill 2013;18:18.

22. Kissling E, Valenciano M, Larrauri A, et al. Low and decreasing vaccine effectiveness against influenza A(H3) in 2011/12 among vaccination target groups in Europe: results from the I-MOVE multicentre case-control study. Euro Surveill 2013;18:18.

23. Belongia EA, Sundaram ME, McClure DL, Meece JK, Ferdinands J, VanWormer JJ. Waning vaccine protection against influenza A (H3N2) illness in children and older adults during a single season. Vaccine 2015;33:246–51.

24. Radin JM, Hawksworth AW, Myers CA, Ricketts MN, Hansen EA, Brice GT. Influenza vaccine effectiveness: maintained protection throughout the duration of influenza seasons 2010–2011 through 2013–2014. Vaccine 2016;34:3907–12.

25. Ferdinands JM, Fry AM, Reynolds S, et al. Intraseason waning of influenza vaccine protection: evidence from the U.S. Influenza Vaccine Effectiveness Network, 2011–12 through 2014–15. Clin Infect Dis 2017;64:544–50.

26. Puig-Barberà J, Mira-Iglesias A, Tortajada-Girbés M, et al; Valencia Hospital Network for the Study of Influenza and other Respiratory Viruses (VAHNSI, Spain). Waning protection of influenza vaccination during four influenza seasons, 2011/2012 to 2014/2015. Vaccine 2017; 35:5799–807.

27. Ray GT, Lewis N, Klein NP, et al. Intraseason waning of influenza vaccine effectiveness. Clin Infect Dis 2019;68:1623–30.

28. Kissling E, Nunes B, Robertson C, et al; I-MOVE case-control study team. I-MOVE multicentre case-control study 2010/11 to 2014/15: is there within-season waning of influenza type/subtype vaccine effectiveness with increasing time since vaccination? Euro Surveill 2016;21:21.

29. Pebody R, Andrews N, McMenamin J, et al. Vaccine effectiveness of 2011/12 trivalent seasonal influenza vaccine in preventing laboratory-confirmed influenza in primary care in the United Kingdom: evidence of waning intra-seasonal protection. Euro Surveill 2013;18:18.

30. Petrie JG, Ohmit SE, Truscon R, et al. Modest waning of influenza vaccine efficacy and antibody titers during the 2007–2008 influenza season. J Infect Dis 2016;214:1142–9.

31. Ferdinands JM, Alyanak E, Reed C, Fry AM. Waning of influenza vaccine protection: exploring the trade-offs of changes in vaccination timing among older adults. Clin Infect Dis 2020;70:1550-59.

32. CDC. Immunization of health-care personnel: recommendations of the Advisory Committee on Immunization Practices (ACIP). MMWR Recomm Rep 2011;60(No. RR-7).

33. Pearson ML, Bridges CB, Harper SA; Healthcare Infection Control Practices Advisory Committee (HICPAC); Advisory Committee on Immunization Practices (ACIP). Influenza vaccination of health-care personnel: recommendations of the Healthcare Infection Control Practices Advisory Committee (HICPAC) and the Advisory Committee on Immunization Practices (ACIP). MMWR Recomm Rep 2006;55(No. RR-2).

34. Neuzil KM, Jackson LA, Nelson J, et al. Immunogenicity and reactogenicity of 1 versus 2 doses of trivalent inactivated influenza vaccine in vaccine-naive 5–8-year-old children. J Infect Dis 2006;194:1032–9.

35. Allison MA, Daley MF, Crane LA, et al. Influenza vaccine effectiveness in healthy 6- to 21-month-old children during the 2003–2004 season. J Pediatr 2006;149:755–62.

36. Ritzwoller DP, Bridges CB, Shetterly S, Yamasaki K, Kolczak M, France EK. Effectiveness of the 2003–2004 influenza vaccine among children 6 months to 8 years of age, with 1 vs 2 doses. Pediatrics 2005;116:153–9.

37. Eisenberg KW, Szilagyi PG, Fairbrother G, et al; New Vaccine Surveillance Network. Vaccine effectiveness against laboratory-confirmed influenza in children 6 to 59 months of age during the 2003–2004 and 2004–2005 influenza seasons. Pediatrics 2008;122:911–9.

38. ACOG Committee on Obstetric Practice. ACOG Committee opinion no. 732: influenza vaccination during pregnancy. Obstet Gynecol 2018;131:e109–14.

39. ACOG Infectious Disease and Public Health Preparedness Expert Work Group. ACOG Committee opinion no. 741: maternal immunization. Obstet Gynecol 2018;131:e214–7.

40. Heikkinen T, Young J, van Beek E, et al. Safety of MF59-adjuvanted A/H1N1 influenza vaccine in pregnancy: a comparative cohort study. Am J Obstet Gynecol 2012;207:177.e1–8.

41. Oppermann M, Fritzsche J, Weber-Schoendorfer C, et al. A(H1N1)v2009: a controlled observational prospective cohort study on vaccine safety in pregnancy. Vaccine 2012;30:4445–52.

42. Pasternak B, Svanström H, Mølgaard-Nielsen D, et al. Vaccination against pandemic A/H1N1 2009 influenza in pregnancy and risk of fetal death: cohort study in Denmark. BMJ 2012;344:e2794.

43. Sammon CJ, Snowball J, McGrogan A, de Vries CS. Evaluating the hazard of foetal death following H1N1 influenza vaccination; a population based cohort study in the UK GPRD. PLoS One 2012;7:e51734.

44. Chambers CD, Johnson D, Xu R, et al; OTIS Collaborative Research Group. Risks and safety of pandemic H1N1 influenza vaccine in pregnancy: birth defects, spontaneous abortion, preterm delivery, and small for gestational age infants. Vaccine 2013;31:5026–32.

45. Irving SA, Kieke BA, Donahue JG, et al; Vaccine Safety Datalink. Trivalent inactivated influenza vaccine and spontaneous abortion. Obstet Gynecol 2013;121:159–65.

46. Huang WT, Tang FW, Yang SE, Chih YC, Chuang JH. Safety of inactivated monovalent pandemic (H1N1) 2009 vaccination during pregnancy: a population-based study in Taiwan. Vaccine 2014;32:6463–8.

47. Ma F, Zhang L, Jiang R, et al. Prospective cohort study of the safety of an influenza A(H1N1) vaccine in pregnant Chinese women. Clin Vaccine Immunol 2014;21:1282–7.

48. Chambers CD, Johnson DL, Xu R, et al.; OTIS Collaborative Research Group. Safety of the 2010–11, 2011–12, 2012–13, and 2013–14 seasonal influenza vaccines in pregnancy: Birth

defects, spontaneous abortion, preterm delivery, and small for gestational age infants, a study from the cohort arm of VAMPSS. Vaccine 2016; 34:4443–9.

49. McMillan M, Porritt K, Kralik D, Costi L, Marshall H. Influenza vaccination during pregnancy: a systematic review of fetal death, spontaneous abortion, and congenital malformation safety outcomes. Vaccine 2015;33: 2108–17.

50. Bratton KN, Wardle MT, Orenstein WA, Omer SB. Maternal influenza immunization and birth outcomes of stillbirth and spontaneous abortion: a systematic review and meta-analysis. Clin Infect Dis 2015;60:e11–9.

51. Donahue JG, Kieke BA, King JP, et al. Association of spontaneous abortion with receipt of inactivated influenza vaccine containing H1N1pdm09 in 2010–11 and 2011–12. Vaccine 2017;35:5314–22.

52. Donahue JG, Kieke BA, King JP, et al. Inactivated influenza vaccine and spontaneous abortion in the Vaccine Safety Datalink in 2012–13, 2013–14, and 2014–15. Vaccine 2019; 37:6673–81.

53. DiazGranados CA, Dunning AJ, Kimmel M, et al. Efficacy of high-dose versus standard-dose influenza vaccine in older adults. N Engl J Med 2014;371:635–45.

54. DiazGranados CA, Robertson CA, Talbot HK, Landolfi V, Dunning AJ, Greenberg DP. Prevention of serious events in adults 65 years of age or older: a comparison between high-dose and standard-dose inactivated influenza vaccines. Vaccine 2015;33:4988–93.

55. DiazGranados CA, Dunning AJ, Robertson CA, Talbot HK, Landolfi V, Greenberg DP. Efficacy and immunogenicity of high-dose influenza vaccine in older adults by age, comorbidities, and frailty. Vaccine 2015;33:4565–71.

56. Dunkle LM, Izikson R, Patriarca P, et al; PSC12 Study Team. Efficacy of recombinant influenza vaccine in adults 50 years of age or older. N Engl J Med 2017;376:2427–36.

57. Van Buynder PG, Konrad S, Van Buynder JL, et al. The comparative effectiveness of adjuvanted and unadjuvanted trivalent inactivated influenza vaccine (TIV) in the elderly. Vaccine 2013;31:61 22–8.

58. Falsey AR, Treanor JJ, Tornieporth N, Capellan J, Gorse GJ. Randomized, double-blind controlled phase 3 trial comparing the immunogenicity of high-dose and standard-dose influenza vaccine in adults 65 years of age and older. J Infect Dis 2009;200:172–80.

59. Food and Drug Administration. Clinical review: Fluad. Silver Spring, MD: US Department of Health and Human Services, Food and Drug Administration; 2015.

60. Food and Drug Administration. Clinical review: Fluzone high-dose. Silver Spring, MD: US Department of Health and Human Services, Food and Drug Administration; 2014.

61. Fluzone High-Dose [Package Insert]. Swiftwater, PA: Sanofi Pasteur; 2020.

62. Young-Xu Y, Van Aalst R, Mahmud SM, et al. Relative vaccine effectiveness of high-dose versus standard-dose influenza vaccines among Veterans Health Administration patients. J Infect Dis 2018;217:1718–27.

63. Shay DK, Chillarige Y, Kelman J, et al. Comparative effectiveness of high-dose versus standard-dose influenza vaccines among U.S. Medicare beneficiaries in preventing postinfluenza deaths during 2012–2013 and 2013–2014. J Infect Dis 2017;215:510–7.

64. Izurieta HS, Thadani N, Shay DK, et al. Comparative effectiveness of high-dose versus standard-dose influenza vaccines in U.S. residents aged 65 years and older from 2012 to 2013 using Medicare data: a retrospective cohort analysis. Lancet Infect Dis 2015;15:293–300.

65. Richardson DM, Medvedeva EL, Roberts CB, Linkin DR; CDC Epicenter Program. Comparative effectiveness of high-dose versus standard-dose influenza vaccination in community-dwelling veterans. Clin Infect Dis 2015;61:171–6.

66. Gravenstein S, Davidson HE, Taljaard M, et al. Comparative effectiveness of high-dose versus standard-dose influenza vaccination on numbers of U.S. nursing home residents admitted to hospital: a cluster-randomised trial. Lancet Respir Med 2017;5:738–46.

67. Lee JKH, Lam GKL, Shin T, et al. Efficacy and effectiveness of high-dose versus standard-dose influenza vaccination for older adults: a systematic review and meta-analysis. Expert Rev Vaccines 2018;17:435–43.

68. Fluzone High-Dose Quadrivalent [Package Insert]. Swiftwater, PA: Sanofi Pasteur; 2020.

69. Flublok Quadrivalent [Package Insert]. Meriden, CT: Protein Sciences; 2020.

70. Mannino S, Villa M, Apolone G, et al. Effectiveness of adjuvanted influenza vaccination in elderly subjects in northern Italy. Am J Epidemiol 2012;176:527–33.

71. Lapi F, Marconi E, Simonetti M, et al. Adjuvanted versus nonadjuvanted influenza vaccines and risk of hospitalizations for pneumonia and cerebro/cardiovascular events in the elderly. Expert Rev Vaccines 2019;18:663–70.

72. Fluad Quadrivalent [Package Insert]. Holly Springs, NC: Seqirus; 2020.

73. CDC. Influenza antiviral medications: summary for clinicians. Atlanta, GA: US Department of Health and Human Services, CDC. https://www.cdc.gov/flu/professionals/ antivirals/summary-clinicians.htm

74. Ezeanolue E, Harriman K, Hunter P, Kroger A, Pellegrini C. General best practice guidelines for immunization: best practices guidance of the Advisory Committee on Immunization Practices (ACIP). https://www.cdc.gov/vaccines/hcp/acip-recs/ general-recs/downloads/general-recs.pdfpdf icon

75. Uyeki TM, Zane SB, Bodnar UR, et al; Alaska/Yukon Territory Respiratory Outbreak Investigation Team. Large summertime influenza A outbreak among tourists in Alaska and the Yukon Territory. Clin Infect Dis 2003;36: 1095–102.

76. Mutsch M, Tavernini M, Marx A, et al. Influenza virus infection in travelers to tropical and subtropical countries. Clin Infect Dis 2005;40: 1282–7.

77. Ratnam I, Black J, Leder K, et al. Incidence and risk factors for acute respiratory illnesses and influenza virus infections in Australian travellers to Asia. J Clin Virol 2013;57:54–8.

78. Millman AJ, Kornylo Duong K, Lafond K, Green NM, Lippold SA, Jhung MA. Influenza outbreaks among passengers and crew on two cruise ships: a recent account of preparedness and response to an ever-present challenge. J Travel Med 2015; 22:306–11.

79. Flumist Quadrivalent [Package Insert]. Gaithersburg, MD: MedImmune; 2020.

80. Rapivab (peramivir for injection) [Package Insert]. Durham, NC: BioCryst; 2017.

81. Xofluza (baloxavir marboxil) [Package Insert]. San Francisco, CA: Genentech; 2018. https://www.accessdata.fda.gov/drugsatfda_docs/ label/2018/210854s000lbl.pdfpdf iconexternal icon

82. Food and Drug Administration. Guidance for industry: bioavailability and bioequivalence studies for orally administered drug products: general considerations. Silver Spring, MD: US Department of Health and Human Services, Food and Drug Administration; 2003.

83. Kerzner B, Murray AV, Cheng E, et al. Safety and immunogenicity profile of the concomitant administration of ZOSTAVAX and inactivated influenza vaccine in adults aged 50 and older. J Am Geriatr Soc 2007;55:1499–507.

84. Levin MJ, Buchwald UK, Gardner J, et al. Immunogenicity and safety of zoster vaccine live administered with quadrivalent influenza virus vaccine. Vaccine 2018;36:179–85.

85. Frenck RW Jr, Gurtman A, Rubino J, et al. Randomized, controlled trial of a 13-valent pneumococcal conjugate vaccine administered concomitantly with an influenza vaccine in healthy adults. Clin Vaccine Immunol 2012;19: 1296–303.

86. Schwarz TF, Flamaing J, Rümke HC, et al. A

randomized, double-blind trial to evaluate immunogenicity and safety of 13-valent pneumococcal conjugate vaccine given concomitantly with trivalent influenza vaccine in adults aged ≧65 years. Vaccine 2011;29: 5195–202.

87. McNeil SA, Noya F, Dionne M, et al. Comparison of the safety and immunogenicity of concomitant and sequential administration of an adult formulation tetanus and diphtheria toxoids adsorbed combined with acellular pertussis (Tdap) vaccine and trivalent inactivated influenza vaccine in adults. Vaccine 2007;25:3464–74.

88. Nakashima K, Aoshima M, Ohfuji S, et al. Immunogenicity of simultaneous versus sequential administration of a 23-valent pneumococcal polysaccharide vaccine and a quadrivalent influenza vaccine in older individuals: a randomized, open-label, non-inferiority trial. Hum Vaccin Immunother 2018;14:1923–30.

89. Song JY, Cheong HJ, Tsai TF, et al. Immunogenicity and safety of concomitant MF59-adjuvanted influenza vaccine and 23-valent pneumococcal polysaccharide vaccine administration in older adults. Vaccine 2015;33: 4647–52.

90. Sukumaran L, McCarthy NL, Kharbanda EO, et al. Safety of tetanus toxoid, reduced diphtheria toxoid, and acellular pertussis and influenza vaccinations in pregnancy. Obstet Gynecol 2015; 126:1069–74.

91. Stockwell MS, Broder K, LaRussa P, et al. Risk of fever after pediatric trivalent inactivated influenza vaccine and 13-valent pneumococcal conjugate vaccine. JAMA Pediatr 2014;168: 211–9.

92. Walter EB, Klein NP, Wodi AP, et al. Fever after influenza, diphtheria-tetanus-acellular pertussis, and pneumococcal vaccinations. Pediatrics 2020;145:e20191909.

93. Duffy J, Weintraub E, Hambidge SJ, et al; Vaccine Safety Datalink. Febrile seizure risk after vaccination in children 6 to 23 months.

Pediatrics 2016;138:e20160320.

94. Li R, Stewart B, McNeil MM, et al. Post licensure surveillance of influenza vaccines in the Vaccine Safety Datalink in the 2013-2014 and 2014-2015 seasons. Pharmacoepidemiol Drug Saf 2016;25:928–34.

95. Patterson JL, Carapetian SA, Hageman JR, Kelley KR. Febrile seizures. Pediatr Ann 2013;42: 249–54.

96. Nolan T, Richmond PC, Formica NT, et al. Safety and immunogenicity of a prototype adjuvanted inactivated split-virus influenza A (H5N1) vaccine in infants and children. Vaccine 2008;26:6383–91.

97. Lum LC, Borja-Tabora CF, Breiman RF, et al. Influenza vaccine concurrently administered with a combination measles, mumps, and rubella vaccine to young children. Vaccine 2010;28: 1566–74.

98. Shingrix [Package Insert]. Research Triangle Park, NC: GlaxoSmithKline; 2017.

99. Fluad [Package Insert]. Holly Springs, NC: Seqirus; 2020.

100. Heplisav-B [Package Insert]. Emeryville, CA: Dynavax; 2017.

101. Schwarz TF, Aggarwal N, Moeckesch B, et al. Immunogenicity and safety of an adjuvanted herpes zoster subunit vaccine coadministered with seasonal influenza vaccine in adults aged 50 years or older. J Infect Dis 2017;216:1352–61.

102. Afluria Quadrivalent [Package Insert]. Parkville, Victoria, Australia: Seqirus; 2020.

103. Fluarix Quadrivalent [Package Insert]. Dresden, Germany: GlaxoSmithKline; 2020.

104. FluLaval Quadrivalent [Package Insert]. Quebec City, QC, Canada: ID Biomedical Corporation of Quebec; 2020.

105. Fluzone Quadrivalent [Package Insert]. Swiftwater, PA: Sanofi Pasteur; 2020.

106. Flucelvax Quadrivalent [Package Insert]. Holly Springs, NC: Seqirus; 2020.

107. Chang LJ, Meng Y, Janosczyk H, Landolfi V, Talbot HK; QHD00013 Study Group. Safety and immunogenicity of high-dose quadrivalent

influenza vaccine in adults ≥65 years of age: a phase 3 randomized clinical trial. Vaccine 2019; 37:5825–34.

108. Food and Drug Administration. Clinical review: Fluad Quadrivalent. Silver Spring, MD: US Department of Health and Human Services, Food and Drug Administration; 2020.

109. Essink B, Fierro C, Rosen J, et al. Immunogenicity and safety of MF59-adjuvanted quadrivalent influenza vaccine versus standard and alternate B strain MF59-adjuvanted trivalent influenza vaccines in older adults. Vaccine 2020; 38:242–50.

110. Health Resources and Services Administration. What you need to know about the National Vaccine Injury Compensation Program (VICP). Washington, DC: US Department of Health and Human Services, Health Resources and Services Administration; 2019. https://www.hrsa.gov/sites/default/files/hrsa/vaccine-compensation/resources/about-vaccine-injury-compensation-program-booklet.pdfpdf iconexternal icon

ACIP委員名簿（2019年7月1日～2020年6月30日）

委員長

- José R. Romero, MD, Arkansas Children's Hospital Research Institute, Little Rock, Arkansas.

事務局長

- Amanda Cohn, MD, National Center for Immunization and Respiratory Diseases, CDC, Atlanta, Georgia.

委員

- Robert L. Atmar, MD, Baylor College of Medicine, Houston, Texas
- Kevin A. Ault, MD, University of Kansas Medical Center, Kansas City, Kansas
- Lynn Bahta, MPH, Minnesota Department of Health, St. Paul, Minnesota
- Beth Bell, MD, University of Washington, Seattle, Washington
- Henry Bernstein, DO, Zucker School of Medicine at Hofstra/Northwell Cohen Children's Medical Center, New Hyde Park, New York
- Sharon E. Frey, MD, Saint Louis University Medical School, St. Louis, Missouri
- Paul Hunter, MD, City of Milwaukee Health Department, Milwaukee, Wisconsin
- Grace M. Lee, MD, Lucile Packard Children's Hospital, Stanford University School of Medicine, Stanford, California
- Veronica V. McNally, JD, Franny Strong Foundation, West Bloomfield, Michigan
- Kathy Poehling, MD, Wake Forest School of Medicine, Winston-Salem, North Carolina
- Pablo Sánchez, MD, The Research Institute at Nationwide Children's Hospital, Columbus, Ohio
- Peter Szilagyi, MD, University of California, Los Angeles, Los Angeles, California
- Helen Keipp Talbot, MD, Vanderbilt University, Nashville, Tennessee.

関連機関代表委員

- Centers for Medicare and Medicaid Services, Mary Beth Hance, Baltimore, Maryland.
- Department of Defense, Eric Deussing, MD, Atlanta, Georgia.
- Department of Veterans Affairs, Jane A. Kim, MD, Durham, North Carolina.
- Food and Drug Administration, Doran Fink, MD, PhD, Silver Spring, Maryland.
- Health Resources, and Services Administration, Narayan Nair, MD, Rockville, Maryland.
- Indian Health Service, Thomas Weiser, MD, Portland, Oregon.
- Office of Infectious Disease and HIV/AIDS Policy, Tammy Beckham, District of Columbia.
- National Institutes of Health, John Beigel, MD, Bethesda, Maryland.

関連団体代表連絡員

- American Academy of Family Physicians, Pamela G. Rockwell, DO, Ann Arbor, Michigan.
- American Academy of Pediatrics, Committee on Infectious Diseases, Yvonne Maldonado, MD, Stanford, California.
- American Academy of Pediatrics, Red Book Editor, David Kimberlin, MD, Birmingham, Alabama.
- American Academy of Physician Assistants, Marie-Michèle Léger, MPH, Alexandria, Virginia.
- American College Health Association, Susan Even, MD, Columbia, Missouri.
- American College of Nurse Midwives, Carol E. Hayes, MN, MPH, Atlanta, Georgia.
- American College of Nurse Midwives, (alternate) Pamela M. Meharry, PhD, Atlanta, Georgia.
- American College of Obstetricians and Gynecologists, Linda O'Neal Eckert, MD, Seattle, Washington.
- American College of Physicians, Jason M. Goldman, MD, Boca Raton, Florida.
- American Geriatrics Society, Kenneth Schmader, MD, Durham, North Carolina.
- America's Health Insurance Plans, Rebecca Coyle, MSEd, District of Columbia
- American Immunization Registry Association, Rebecca Coyle, MSEd, District of Columbia.
- American Medical Association, Sandra Adamson Fryhofer, MD, Atlanta, Georgia.
- American Nurses Association, Charles (Chad) Rittle, MPH, Pittsburgh, Pennsylvania.
- American Osteopathic Association, Stanley E. Grogg, DO, Tulsa, Oklahoma.
- American Pharmacists Association, Stephan L. Foster, PharmD, Memphis, Tennessee.
- Association of Immunization Managers, Christine Finley, MPH, Burlington, Vermont.
- Association for Prevention Teaching and Research, W. Paul McKinney, MD, Louisville, Kentucky.
- Association of State and Territorial Health Officials, Nathaniel Smith, MD, Little Rock, Arkansas.
- Biotechnology Industry Organization Phyllis A. Arthur, MBA, District of Columbia.
- Council of State and Territorial Epidemiologists, Christine Hahn, MD, Boise, Idaho.
- Canadian National Advisory Committee on Immunization, Caroline Quach, MD, Montreal, Québec, Canada.
- Infectious Diseases Society of America, Carol J. Baker, MD, Houston, Texas.
- National Association of County and City Health Officials, Matthew Zahn, MD, Santa Ana, California.
- National Association of County and City Health Officials, (alternate) Jeffrey Duchin, MD, Seattle, Washington.
- National Association of Pediatric Nurse Practitioners, Patricia A. Stinchfield, MS, St. Paul, Minnesota.
- National Foundation for Infectious Diseases, William Schaffner, MD, Nashville, Tennessee.
- National Immunization Council and Child Health Program, Mexico, Luis Durán, MD, Mexico City, Mexico.
- National Medical Association, Patricia Whitley-Williams, MD, New Brunswick, New Jersey.
- Pediatric Infectious Diseases Society, Sean O'Leary, MD, Aurora, Colorado.
- Pediatric Infectious Diseases Society (alternate), Mark H. Sawyer, MD, San Diego, California.
- Pharmaceutical Research and Manufacturers of America, David R. Johnson, MD, Swiftwater, Pennsylvania.
- Society for Adolescent Health and Medicine, Amy B. Middleman, MD, Oklahoma City, Oklahoma.
- Society for Healthcare Epidemiology of America, David Weber, MD, Chapel Hill, North Carolina.

ACIPインフルエンザワクチン作業部会

ACIP Influenza Vaccine Work Group

委員長

- Robert Atmar, MD, Houston, Texas.

委員

- Kevin Ault, MD, Kansas City, Missouri.
- Edward Belongia, MD, Marshfield, Wisconsin.
- Henry Bernstein, DO, Hempstead, New York.
- Sarah Coles, MD, Phoenix, Arizona.
- Michael Cooper, PhD, Bethesda, Maryland.
- Clarence B. Creech, MD, Nashville, Tennessee.
- Sarah Despres, JD, District of Columbia.
- Jeff Duchin, MD, Seattle, Washington.
- Sandra Adamson Fryhofer, MD, Atlanta, Georgia.
- Ian Gemmill, MD, Kingston, Ontario, Canada.
- Denise Jamieson, MD, Atlanta, Georgia.
- Wendy Keitel, MD, Houston, Texas.
- Marie-Michèle Léger, MPH, Alexandria, Virginia.
- Susan Lett, MD, Jamaica Plain, Massachusetts.
- Jamie Loehr, MD, Ithaca, New York.
- Mark Mulligan, MD, Mew York, New York
- Flor M. Munoz, MD, Houston, Texas.
- Kathleen M. Neuzil, MD, Baltimore, Maryland.
- Cynthia Nolletti, MD, Silver Spring, Maryland.
- Chris Roberts, PhD, Bethesda, Maryland.
- William Schaffner, MD, Nashville, Tennessee.
- Robert Schechter, MD, Richmond, California.
- Kenneth Schmader, MD, Durham, North Carolina.
- Tamara Sheffield, MD, Salt Lake City, Utah.
- Patricia Stinchfield, MS, St. Paul, Minnesota.
- Peter Szilagyi, MD, Los Angeles, California.
- H. Keipp Talbot, MD, Nashville, Tennessee
- Susan Wollersheim, MD, Silver Spring, Maryland.
- Emmanuel (Chip) Walter, MD, Durham, North Carolina
- Kelsey Young, MPH, Ottawa, Ontario, Canada.
- Matthew Zahn, MD, Santa Anna, California.

利益相反の情報開示および適応外使用

　執筆者全員が、医学雑誌編集者国際委員会の利益相反開示文書に記入し、提出した。潜在的な利益相反は確認されなかった。

　本レポートには、卵アレルギーの既往がある人に接種を行う場合のインフルエンザワクチンの適応外使用に関する考察が含まれている。ワクチンまたはその成分（一部のワクチンについては卵を含む）のいずれかに対する重度のアレルギー反応（アナフィラキシーなど）の既往は、IIVおよびLAIV4で接種の禁忌として表示されている。しかしながら、ACIPおよびCDCは、卵アレルギーの既往をもつ人でも、その重症度にかかわらず、それぞれの年齢および健康状態に適した承認済みの推奨インフルエンザワクチンの接種を受けるべきであると勧告している。ただし、卵に対する重度のアレルギー反応の既往がある人に鶏卵培養ワクチン（すなわち細胞培養不活化インフルエンザワクチン［ccIIV4］または遺伝子組み換えインフルエンザワクチン［RIV4］以外のワクチン）を接種するときは、入院または外来診療の体制下（病院、クリニック、保健施設、医院などが含まれるが、これらに限らない）において行うべきである。また、ワクチン接種は、重度のアレルギー反応を評価し対処できる保健医療従事者の監督下で行わなければならない。卵アレルギーの人に対して、特別にワクチン接種後の観察期間を設けることは勧告していない。ただし、ACIPは、失神が起こったときに怪我を負うリスクを低減するため、どんなワクチンであっても（アレルギーの既往の有無にかかわらず）、接種後15分間は患者を（坐位または仰臥位で）観察するよう、予防接種実施者に勧告している。

疫学週報（MMWR）シリーズは、米国疾病管理センター（CDC）が作成し、無料で電子版を提供している。毎週の電子版はMMWRのサイトhttps://www.cdc.gov/mmwr/index.htmlで見ることができる。

PDFファイルへのアクセスが難しい読者は、
https://www.cdc.gov/mmwr/volumes/68/rr/rr6803a1.htm?s_cid=rr6803a1_wからHTMLファイルにアクセスすることができる。MMWRシリーズの内容（出版に当たって考慮された資料を含む）に関する問い合わせ先：MMWRシリーズ編集長（郵送先：Mailstop E-90, CDC, 1600 Clifton Rd., N.E., Atlanta, GA 30329-4027、eメール：mmwrq@cdc.gov）

MMWRシリーズのすべての内容は公有財産であり、許可なく使用および複製することができる。ただし、引用時には出典を明記されたい。

MMWRおよびMorbidity and Mortality Weekly Reportは米国保健福祉省のサービスマークである。

商標名や商用資料の使用は識別特定を目的としたものに過ぎず、米国保健福祉省の是認や支持を意味するものではない。

CDC以外のインターネットサイトの引用はMMWR読者の便宜を図ったものであり、その組織やプログラムに対するCDCや米国保健福祉省の是認や支持を意味するものではない。CDCはこれらのサイトの内容について責任を負わない。MMWRに掲載されているURLアドレスは、出版時点での最新のものである。

2020年版
米国予防接種諮問委員会（ACIP）勧告
「インフルエンザの予防と対策」

令和 3 年 3 月　発行

監　修　廣田良夫

編　集　入江　伸／福島若葉／大藤さとこ／伊藤一弥

発行者　松谷 有希雄

発行所　日本公衆衛生協会
　　　　〒160-0022 東京都新宿区新宿 1 丁目 29 番 8 号
　　　　電話 （03）3352-4281 ㈹　FAX （03）3352-4605
　　　　http://www.jpha.or.jp/

©2021　　　　　　　　印刷　大和綜合印刷 株式会社
Printed in Japan　　　ISBN978-4-8192-0260-2 C3047　¥1100E